专用于国家职业技能鉴定
国家职业资格培训教程

ZHUANYONGYU GUOJIA ZHIYE JINENG JIANDING·GUOJIA ZHIYE ZIGE PEIXUN JIAOCHENG

保健刮痧师
BAOJIAN GUASHASHI
（基础知识）

劳动和社会保障部
中国就业培训技术指导中心 组织编写

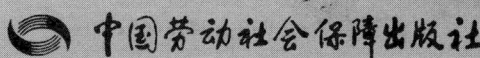
中国劳动社会保障出版社

图书在版编目(CIP)数据

保健刮痧师：基础知识/劳动和社会保障部中国就业培训技术指导中心组织编写．—北京：中国劳动社会保障出版社，2005

国家职业资格培训教程

ISBN 7-5045-5024-8

Ⅰ.保… Ⅱ.劳… Ⅲ.刮搓疗法-技术培训-教材 Ⅳ.R244.4

中国版本图书馆 CIP 数据核字(2005)第 044106 号

中国劳动社会保障出版社出版发行

（北京市惠新东街1号　邮政编码：100029）

出版人：张梦欣

*

北京市艺辉印刷有限公司印刷装订　新华书店经销
787毫米×1092毫米　16开本　9.5印张　149千字
2005年5月第1版　　2022年9月第14次印刷

定价：18.00元

读者服务部电话：（010）64929211/84209101/64921644

营销中心电话：（010）64962347

出版社网址：http://www.class.com.cn

版权专有　　侵权必究

如有印装差错，请与本社联系调换：（010）81211666

我社将与版权执法机关配合，大力打击盗印、销售和使用盗版图书活动，敬请广大读者协助举报，经查实将给予举报者奖励。

举报电话：（010）64954652

国家职业资格培训教程
保健刮痧师
编审委员会

主　任　陈　宇
副主任　张永麟　闫孝诚　杨金生
委　员　王　敬　吕芳宜　郝　巍　张秀勤
　　　　李经纬　濮传文　陈　蕾　李　克

编审人员

主　编　杨金生　闫孝诚
编　者　（按姓氏笔画排序）
　　　　丁京生　于友华　于智敏　王　冶
　　　　王　荣　王显峰　王燕平　孔垂成
　　　　乔秀芝　刘风娟　闫　芳　闫孝诚
　　　　孙煜辉　陈　冬　李春颖　杨金生
　　　　吴东生　林　革　张成荣　张秀勤
　　　　张贵林　张素贤　明　岚　郝　巍
　　　　赵美丽　姜淑贤　侯志新　高彦贞
　　　　濮传文
审　稿　李经纬

前 言

为推动保健刮痧师职业培训和职业技能鉴定工作的开展,在保健刮痧从业人员中推行国家职业资格证书制度,劳动和社会保障部中国就业培训技术指导中心在完成《国家职业标准——保健刮痧师(试行)》(以下简称《标准》)制定工作的基础上,组织参加《标准》编写和审定的专家及其他有关专家,编写了《国家职业资格培训教程——保健刮痧师》(以下简称《教程》)。

《教程》紧贴《标准》,内容上,力求体现"以职业活动为导向,以职业技能为核心"的指导思想,突出职业培训特色;结构上,针对保健刮痧职业活动的领域,按照模块化的方式,分初级、中级、高级3个级别进行编写。《教程》的基础知识部分内容涵盖《标准》的"基本要求";技能部分的章对应于《标准》的"职业功能",节对应于《标准》的"工作内容",节中阐述的内容对应于《标准》的"技能要求"和"相关知识"。

《国家职业资格培训教程——保健刮痧师》适用于对保健刮痧师初级、中级、高级的培训,是职业技能鉴定的指定辅导用书。

本书由丁京生、于友华、于智敏、王冶、王荣、王显峰、王燕平、孔垂成、乔秀芝、刘凤娟、闫芳、闫孝诚、孙煜辉、陈冬、李春颖、杨金生、吴东生、林革、张成荣、张秀勤、张贵林、张淑贤、明岚、郝巍、赵美丽、姜淑贤、侯志新、高彦贞、濮传文编写,杨金生、闫孝诚主编,李经纬审稿。

在教程编写过程中,国家中医药管理局、中国中医研究院基础理论研究所、北京中医药大学等单位的领导和专家学者给予了极大的支持;北京康泰华职业技能培训学校、北京金龙康而福健康研究中心、北京市康而福保健品厂、中国保健刮痧网（www.guasha.com.cn）等单位提供场地、刮痧产品，协助《教程》编写人员进行操作拍摄工作，在此一并表示衷心的感谢。

由于时间仓促，不足之处在所难免，欢迎读者提出宝贵意见和建议。

劳动和社会保障部中国就业培训技术指导中心

目录

CONTENTS 《国家职业资格培训教程》教材

第一章　职业道德及修养 …………………………………………（1）
　第一节　职业道德 ……………………………………………（1）
　第二节　职业守则 ……………………………………………（3）

第二章　人体生理解剖学知识 ……………………………………（9）
　第一节　人体运动系统解剖名称、体表标志 ………………（9）
　第二节　人体主要血管、神经分布及走向 …………………（24）
　第三节　皮肤解剖生理知识 …………………………………（31）
　第四节　人体消化系统的基本生理解剖 ……………………（36）

第三章　中医基础知识 ……………………………………………（47）
　第一节　中医脏腑基础知识 …………………………………（47）
　第二节　经络和腧穴基础知识 ………………………………（63）
　第三节　中医的病因与发病认识 ……………………………（85）
　第四节　中医的防病保健原则 ………………………………（97）

第四章　保健刮痧基本知识 ………………………………………（103）
　第一节　刮痧的基本概念 ……………………………………（104）
　第二节　刮痧的适应范围 ……………………………………（110）
　第三节　刮痧的基本方法 ……………………………………（112）
　第四节　刮痧的注意事项、禁忌证 …………………………（124）

第五章 相关法律法规知识 …………………………………… (127)

第一节 《中华人民共和国劳动法》相关知识 …………… (128)

第二节 《中华人民共和国执业医师法》相关知识 ……… (135)

第三节 《中华人民共和国消费者权益保护法》相关
知识 …………………………………………………… (137)

第四节 中华人民共和国《公共场所卫生管理条例》
相关知识 …………………………………………… (142)

第一章 职业道德及修养

本章主要介绍和保健刮痧关系密切的职业道德及修养的基本知识。重点掌握保健刮痧师的职业道德、职业守则以及行业要求的仪态、仪容、语言、服饰、服务礼节等方面的礼仪规范。

第一节 职业道德

一、职业道德的概念及基本规范

道德是人的思想品质和言行规范的总和。不同的社会历史阶段有着不同的道德标准和道德类型，每一种道德准则都反映着一定的传统和历史。我国的社会主义道德既继承了中华民族5 000多年的优秀传统，又反映着时代的特点，其基本道德规范是：爱国守法，明理诚信，团结友善，勤俭自强，敬业奉献。

职业道德是人们在从事某一职业活动中必须遵循的道德原则和行为规范的总和。职业道德具有从属性、职业性、稳定性、继承性和成人性等特点，其基本规范体现在爱岗敬业、诚实守信、办事公道、服务群众、奉献社会五个方面。

职业道德与职业生产活动密切相关，它既是行业对从业人员在职业活动中的行为要求和道德约束，又是行业对社会所负有的道德责任和义务的体现。不同的职业对从业人员的职业观念、职业态度、职业技能、职业纪律和职业作风等的具体要求是不同的，随着社会进步和市场经济的发展，社会对职业道德的要求越来越高。保健刮痧行业是一种新兴的服务行业，是社会的"窗口行业"，而且其行业服务与人民的健康密切联系，所以，保健刮痧行业的职业道德要求应该更加严格，更加规范，更要体现出社会主义高尚的社会风尚和精神文明。

二、保健刮痧师的职业道德要求

保健刮痧师的职业道德是指保健刮痧师在从事保健刮痧职业活动中必须遵守的与保健刮痧职业相适应的道德要求和行为规范，具体体现在六个方面。

1. 遵纪守法

遵守国家的各项法律规定是保健刮痧行业健康发展的有利保证。保健刮痧行业的职业活动必须在国家法律法规、社会舆论和道德规范允许的范围内进行。保健刮痧师必须依法执业，自觉抵制一切不健康的经营行为。同时，保健刮痧师享有依法保护自己正当工作的权力。保健刮痧师应该熟悉和遵守与本职业相关的法律规定，如《中华人民共和国劳动法》《公共场所卫生管理条例》《中华人民共和国治安管理处罚条例》等。

2. 爱岗敬业

保健刮痧师必须热爱本职工作，树立远大理想，有强烈的事业心。在日常工作中要认真负责，严格要求自己，能吃苦耐劳、忠于职守、团结协作，全心全意为顾客服务，以一流的技术和一流的服务树立良好的职业形象。

3. 文明执业

文明执业是社会主义职业道德的必然要求，也是职业发展的客观需要。保健刮痧师的文明修养程度直接影响着保健刮痧工作的服务质量，同时也影响着保健刮痧师与顾客、保健刮痧师之间及保健刮痧师与社会的和谐、公平、公正、健康的良好人际关系。

4. 精益求精

保健刮痧行业与人民的健康息息相关，因此，保健刮痧师必须本着以顾客为本、以健康为本的原则开展一切执业活动，确保生产过程合理、对顾客有益无害。保健刮痧师要不断钻研本职业务，努力提高自己的劳动技能和相关的医学知识水平，在业务技能方面精益求精，尽善尽美。

5. 讲究卫生

保健刮痧师要有较强的卫生观念和良好的卫生习惯，遵守卫生制度。为了让顾客感到舒适和安全，保健刮痧师要仪表整洁、着装规范，执业场所的环境卫生要整洁而幽雅，刮痧用具一定要质量合格且卫生，刮痧用药一定要合法和规范。

6. 慎言守密

保健刮痧行业是与医疗、保健相关的特殊服务性行业，顾客的人格尊严和相关医疗资料等个人隐私应该受到保护，这是保健刮痧行业对从业人员职业活动中言行方面的特殊要求。

第二节 职业守则

职业守则是针对某一职业特点的从业人员制定的具体行为规范。保健刮痧师的职业特点是面向社会的健康需求进行保健服务，它不同于医疗服务，所以，良好的道德素质和礼仪规范是做好保健刮痧服务的前提。礼仪是人们在社交活动中共同遵守的礼节仪式和行为准则，是必须严格遵守的礼貌行为规范和法则。它体现了一定的社会道德观念和风俗习惯，是沟通思想、联络感情、调节人际关系、开展各项社会活动的交际方式和手段。

一、遵纪守法，坚决抵制一切不健康的服务要求，自尊、自强、自信

热爱国家、遵纪守法是每一个公民应有的责任和义务，也是对所有执业人员的要求。在我国社会主义社会中，道德和法律虽是不同的社会规范，但本质上都是为社会主义事业服务的，它们紧密联系、相互渗透、相辅相成。在社会主义市场经济条件下，社会主义职业道德水平不断提高，从业人员遵守国家法律的自觉性也应不断提高。在当今这个法制建设不断完善的时代，遵纪守法是每一个职业从业者必须牢牢记住的。

保健刮痧行业是盈利性的服务行业，同其他行业一样要接受国家工商、税务等行政执法单位的管理和监督，要做到合法收费、合法经营。

社会公德是所有社会成员在公共生活领域中应该共同遵循的基本道德规范。《公民道德建设纲要》对社会公德进行了详细的描述，保健刮痧师也应该严格遵照执行，并自觉同不良行为进行斗争，坚决抵制一切不健康的服务要求。自尊、自强，是增强自信、走向自立的先决条件；自珍、自爱，是合法执业、树立良好职业形象的基础。现在社会上存在一些不良陋习和偏见，如认为服务行业低人一等，保健刮痧缺乏医学理论根据等。保健刮痧师要努力在工作中发挥自己的聪明才智，运用科学知识和熟练的技术，通过勤劳的双手为广大顾客服务。

二、爱岗敬业，热情服务，耐心周到，平等待人

保健刮痧行业是一个窗口服务性行业，面向社会各界提供健康保健服务。其服务性质决定了所有从业人员都必须在执业过程中爱岗敬业、热情服务，充分体现中华民族的优秀文化传统，只有这样才能树立良好的社会形象，让更多的人接受保健刮痧行业。健康保健是广大人民群众最关心的事情，保健刮痧师从事的是一项高尚的事业。因此，保健刮痧师在工作中要怀着诚挚的热情，耐心周到、文明礼貌、平等待人，努力做到全

心全意为顾客服务，树立良好的社会职业形象。

三、举止端庄，谈吐文雅，仪表整洁，礼貌待客

礼仪是体现一个人思想觉悟、文化教养、品德修养程度的重要标志，也是体现一个社会文明程度的尺度。礼仪体现着尊重、遵守、适度和自律的原则。每一个保健刮痧师在执业过程中，都应自觉地按照礼仪规范的要求遵守本行业的职业守则。保健刮痧师的行业特点要求其必须掌握一定的礼仪知识，严格遵守职业的礼仪规范。每个保健刮痧师在从业过程中都应做到举止端庄，谈吐文雅，仪表整洁，礼貌待客，具体做到以下四个方面的规范：

1. 仪态、仪容规范

仪态是指人的姿势状态和风度。良好的仪态要求从业人员端庄典雅、落落大方、举止自然、面带微笑，不要塌腰、驼背、晃膀或左顾右盼、跷二郎腿等。

仪容是指人的容貌修饰。整洁的仪容是事业成功的基础之一。保健刮痧师应该注意自己的个人卫生，保持脸部、手部的清洁，勤剪指甲勤洗手，保证在接待每位顾客前后都要认真清洁手部，以防疾病的意外传播。

2. 语言规范

语言是人们交流思想、联络感情的工具。保健刮痧师的语言应当具备言辞文雅、语调亲切、声音悦耳的职业特点。保健刮痧师称呼顾客和同事时要文明、礼貌，说话不能太随意，在对顾客的身体情况进行解释时，不能随意夸大病情或不符合实际情况。语言要幽默生动、准确清晰，同时应根据顾客的不同类型选择适合的谈话主题，切忌打听顾客隐私或向顾客讲述自己的私事。

3. 服饰规范

保健刮痧师在工作岗位上的着装不仅反映其个人形象，而且也影响到本职业的整体形象。保健刮痧师的服饰要求是整

洁、端庄、雅致、和谐，体现出保健刮痧师的自尊自爱，增加顾客的舒适感和信任感。保健刮痧师的着装应从专业的角度精心设计，其色彩一般以浅色为主，不要过于暴露肌肤，也不要妨碍刮痧施术动作。工作期间禁止佩戴戒指、耳环、手镯等饰品。

4. 服务礼仪规范

保健刮痧师应该熟悉和遵守服务礼仪，使顾客处处感受到礼遇。保健刮痧师要处处为顾客着想，尊重顾客、照顾顾客、礼让顾客，随时观察顾客需求，及时提供优质的服务。服务态度要诚挚，要能够理解和谅解顾客，决不能与顾客发生争执和冲突。要对顾客一视同仁，不能厚此薄彼，更不能把生活中的不愉快情绪发泄到工作中。

四、工作认真负责，严于律己，不骄不躁，吃苦耐劳

保健刮痧是服务工作，因此要求从业者必须有高度负责的态度，在具体接待咨询、操作服务中，要严格要求自己，按照要求程序规范化操作，只有这样，才能通过长期大量的操作服务，积累实践经验，更好地为顾客服务。

保健刮痧师要有良好的服务意识，树立正确的健康观念，接待顾客不分患病轻重，均要认真接待，一视同仁；要与同事相互学习，共同提高，不要因为技艺略高，就骄傲自满；不要因为工作劳累辛苦，就降低服务质量。总之，作为一名合格的保健刮痧师，对待顾客应该认真负责，对待个人严于律己，对待成绩不骄不躁，工作中能吃苦耐劳，始终把顾客的健康放在第一位，尽可能地满足不同类型顾客的保健刮痧要求。

五、努力钻研业务，精益求精

虽然保健刮痧师不像医务人员那样承担救死扶伤的重任，但是保健刮痧工作也需要相应的医学理论知识。每一名合格的保健刮痧师都必须不断学习医学理论知识，努力提高自己的医学素质和刮痧技能，将学到的医学知识和刮痧技能灵活、合理地运用到自己的业务工作当中，努力钻研业务，精益求精，解决人民的健康保健问题。

由于医学知识和刮痧技能专业性很强，一般老百姓不可能那么熟悉，保健刮痧师要在工作中运用自己的专业技术及医学知识宣传和教育广大人民群众，增强广大群众的卫生保健知识，加深群众对保健刮痧行业的认同，使本行业拥有更广泛的群众基础。宣传和教育的内容要科学、健康、实事求是，不能缺乏根据地夸夸其谈或曲解医学理论，不能错误地引导消费者，更不能道听途说地散布伪科学言论。

在保健刮痧过程中有许多技术性要求很严格的操作，如刮痧术的适用范围、基本手法、禁忌证、注意事项等，每名保健刮痧师都应熟练地掌握，保证刮痧器械、刮痧介质的质量，规范选择刮痧施术的手法、顾客体位等具体工作程序。只有按照规范要求施行刮痧术，才能保证保顾客的安全，达到更好地维护人民健康保健的目的。

六、维护集体利益，团结同事，相互配合，共同进步

保健刮痧师要热爱集体，爱护集体公物，敢于同危害国家和集体利益的行为做斗争，时刻以集体利益为重，维护国家和集体的利益与荣誉。

保健刮痧师必须拥有高度的团结和协作精神，与同事保持良好的关系以保证刮痧工作的顺利进行。在工作中，遇到困难要共同解决，对同事的困难和问题不能袖手旁观，应给予热情的帮助。时刻注意与同事保持良好的交流，在工作中注意沟通，对同事的错误与不足要及时指出，态度应诚恳，并给予正确的意见和建议。在刮痧工作中存有分歧和疑问时，要及时与同事进行探讨，寻找良好的解决方案，积极查阅资料，以求知识与技能共同进步。

【本章习题】

1. 刮痧保健师的职业道德体现在哪几个方面？
2. 刮痧保健师职业守则的主要内容是什么？
3. 刮痧保健师在仪态仪容、语言、服饰、服务礼节等方面应遵守的礼仪规范是什么？

第二章

人体生理解剖学知识

本章主要介绍与刮痧关系密切的人体生理解剖学基本知识。重点掌握人体运动系统、循环系统的组成和功能。了解血管的形态结构特点、神经系统结构知识、消化系统的组成和功能。

第一节 人体运动系统解剖名称、体表标志

一、运动系统的组成和功能

1. 运动系统的组成

运动系统是人体完成各种动作的器官系统,由骨、骨连结和骨骼肌三部分组成。

全身的骨借骨连结构成骨骼(见图2—1)。肌附着于骨,跨过关节。由于肌的收缩与舒张牵动骨,通过关节的活动面产生运动,所以,在运动过程中,骨是运动的杠杆,关节是运动的枢纽,肌是运动的动力,三者在神经系统的支配和调节下协调一致,随着人的意志共同准确地完成各种动作。

2. 运动系统的功能

运动系统除具有运动功能外,骨骼还是人体的支架,它与肌肉共同维持人体的外形,并构成体腔的壁(如颅腔、胸腔、腹腔与盆腔),以保护脏器,协助内部器官进行活动,如呼吸、

排便和分娩等。有些骨的凸起、凹陷和肌的隆起,在临床上可作为确定内脏、血管和神经位置及针灸、按摩、点穴、刮痧取穴的体表标志。

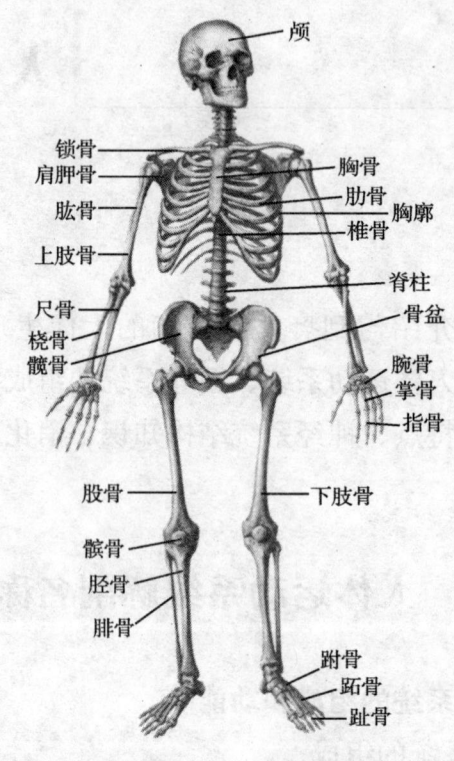

图2—1 全身主要骨骼组成

二、人体各部位名称和解剖学常用方位术语

1. 解剖学姿态

人体各部位的相对位置在生活中是经常变动的,必须有相对固定的姿势作标准,才便于进行位置的描述。

解剖学所采用的标准姿势是:人体直立,两眼向前平视,两臂自然下垂,掌心向前,两脚跟并拢,脚尖向前。在观察人体、尸体或标本时,不论其位置如何,也不论它是整体或局部,原位或离位,都应按此姿势来说明各部位的位置及其相互关系。

2. 解剖学常用方位术语

(1) 上、下 近头者为上，近足者为下。在四肢各部结构，其上端为接近躯干端，又叫近端；其下端为远离躯干端，也叫远端。

(2) 前、后 近腹者为前，有时也叫腹侧；近背者为后，有时也叫背侧。

(3) 内、外 空腔器官近内腔者为内，远内腔者为外。

(4) 深、浅 远离体表或器官表面者为深，反之则为浅。

(5) 内侧、外侧 近正中线者为内侧，远正中线者为外侧。前臂的内侧也叫尺侧，前臂的外侧又叫桡侧；小腿的内侧又叫胫侧，小腿的外侧又叫腓侧。

(6) 矢状面（纵切面） 即从前后向沿身体的长轴将人体纵切为左右两部分的切面。此切面与横断面相垂直。若将人体沿正中线切为左右完全对称的两半时，该切面则称为正中矢状面。

(7) 横切面（水平面） 沿身体横径所作的与地平面相平行的切面，故又称水平面，它将人体分成上、下两部分。与器官长轴相垂直的切面也称横切面。

(8) 额断面（冠状面） 即在左右方向上将人体纵切为前后两部分的切面，与横切面相互垂直。

三、解剖学体表标志

在活体体表可以观察、触摸到的骨性凸起和凹陷、肌的轮廓以及皮肤皱纹等，均称为体表标志。应用这些体表标志，可以确定体内血管和神经的走行，内部器官的位置、形状和大小，从而作为临床检查、治疗和刮痧定位的标志，故有实用意义，必须熟记。

1. 躯干部

(1) 项、背、腰骶部

1) 骨性标志 在项、背和腰部正中线上可见一纵行浅沟。此沟上起枕外隆凸，向下可达骶骨中心。在背腰部的沟内，可摸到各椎棘突的尖端，其中以第7颈椎棘突为最长，低头时，在项部下方平肩处呈一特别明显的隆起，可以看到和摸到。在背部上方两侧可摸索到肩胛骨的肩胛冈、肩峰、脊柱缘、下角和腋缘，两侧下角连线通过第6胸椎棘突尖。这些都可作为椎骨和肋骨的计数标志。在腰部两侧可摸到第12肋的尖端，向下可触及髂嵴，循髂嵴向前能摸到髂嵴结节和髂前上棘；向后可摸到髂后上棘。两侧髂嵴最高点（即髂嵴结节）的连线通过第3、第4腰椎棘突之间的凹陷，为确定腰椎穿刺部位的标志。在骶骨角，角的内下即骶管裂孔，再向下则可摸到稍能活动的尾骨尖。

2）肌性标志　在纵沟的两侧可看到肌性隆起，为骶棘肌的轮廓。在项部和背上部可隐约看到斜方肌的轮廓，在背下部可看到背阔肌的轮廓。在肩胛冈上方为冈上肌，下方为冈下肌及大、小圆肌。肌发达的人，当上肢运动时，上述各肌的轮廓更为明显。

3）部分腧穴的定位标志

①风府　在枕外隆凸直下，两侧斜方肌之间的凹陷中。

②风池　在枕外隆凸直下的凹陷与乳突之间，正当斜方肌和胸锁乳突肌上端之间。

③哑门　在第2颈椎棘突直上方。

④大椎　在第7颈棘突与第1胸椎棘突之间。

⑤命门　在第2腰椎棘突下。

（2）胸部

1）骨性标志　锁骨常作为胸部的上界（实际上应为第3肋）。下界为剑突、肋弓会于胸壁前正中线所夹成的角，称为胸骨下角。角的皮下即为剑突。沿胸壁前正中线自上而下摸认胸骨，包括胸骨柄、胸骨体和剑突。胸骨柄上缘为颈静脉切迹，它平齐第2胸椎椎体下缘。胸骨柄与胸骨体愈合处的横行隆起为胸骨角。摸胸骨角向外延伸为第2肋骨，可依此查找其他肋骨和肋间隙。

2) 肌性标志　胸大肌位于胸前壁外上部,较膨隆。胸大肌的外侧部构成腋窝的前壁,肌的下缘内端附于第5肋。在肌发达的男性胸侧壁上,可看到前锯肌和腹外斜肌的肌齿相互交错。在表面看到的最上一个肌齿指示着第6肋。

3) 部分腧穴的定位标志

①天突　在胸骨柄颈静脉切迹上凹陷处（胸骨上窝正中）。

②中府　在胸前壁外上方,肩胛骨喙突内侧之下,距前正中线6寸,平第1肋间隙。

③膻中　在前正中线上,平第4肋间隙,相当乳头连线中点。

④鸠尾　于剑突下,相当脐上7寸。

⑤期门　在乳头下方第6肋间隙。

2. 腹部

(1) 骨性标志　腹部的上界即胸部的下界。腹部下界,由中央向两侧依次为耻骨联合上缘、耻骨结节、腹股沟（为皮肤标志,深部即腹股沟韧带）、髂前上棘、髂嵴等。

(2) 肌性标志　腹前壁正中线为一浅沟,皮下有腹白线。约在沟的中间部有脐,它平齐第3腰椎体上缘。沟的两侧可见较隆起的腹直肌。在其表面的第3至第4条横行浅沟,为该肌腱的标志。在腹外侧,腹外斜肌的轮廓较为清楚。腹外斜肌以肌齿起于下8肋,并与前锯肌的肌齿相交错。在腹外斜肌和背阔肌的下缘与髂嵴之间,有时留有小的三角形区域,称为腰三角,为腹壁薄弱部。在耻骨结节外上约1厘米处为腹股沟皮下环的位置。

(3) 部分腧穴的定位标志

1) 中脘　在腹正中线上,脐与剑突基底连线中点。

2) 天枢　在脐中旁开2横指处。

3) 关元　在腹正中线上,脐与耻骨联合上缘连线中点。

4) 气海 在腹正中线上，脐与关元穴连线中点。

5) 中极 在腹正中线上，关元穴与耻骨联合上缘连线中点。

6) 曲骨 在腹正中线上，耻骨联合上缘。

7) 章门 在第11肋游离端近下缘处。

3. 头颈部

(1) 骨性标志 在耳廓后方可摸到乳突，在外耳门前方可摸到颧弓，在眼眶上缘上方的横隆起为眉间，外耳门前方颧弓的根部为耳前点，两侧耳前点经过颅盖上面的连线与矢状面的相交点为冠矢点或前囟点，为前囟所在处。在颅盖正中线上，自枕外隆凸向上约6.5厘米处为后囟点。颧弓中点上方约4厘米处，相当于翼点，其深部正对大脑外侧裂前端，有硬脑膜中动脉前支经过。在外耳门前方颧弓下方，为下颌关节，张口时出现一窝，并可摸到下颌小头向前移动。闭口时，小头复位而凹窝不显。自下颌小头沿下颌支后缘向下摸到下颌角，自此向前可摸到下颌体下缘，在下颌体中部下方，颈前部正中，可摸到舌骨。

(2) 肌性标志 面部诸肌除咬肌和颞肌外，其他都不易确定它们的轮廓。当咬紧牙关时，咬肌在下颌支外面，略呈长方形。颞肌在颧弓上方的颞窝内，略呈扇形，均为坚硬的隆起。颈部肌以胸锁乳突肌最清楚，当头后仰，面部转向对侧时特别明显。其后部的隆起线，为斜方肌的上外缘。

(3) 皮肤标志 在上唇外面的中线上有一纵行浅沟，称为人中，在颊和上唇的分界处有斜行浅沟，称为鼻唇沟。

(4) 部分腧穴的定位标志

1) 迎香 鼻翼外侧缘中部与鼻唇沟之间。

2) 听宫 在耳屏中点与下颌关节（下颌小头）之间。

3) 翳风 在耳垂后方，位于下颌角与乳突之间。

4) 颊车 下颌角前上方约一横指，当咬紧牙关时在咬肌的隆起处。

5）睛明　在眼内眦外上方0.1寸。

6）耳门　在屏间切迹前方凹陷处（张口）。

7）听会　在屏间切迹前方，下颌关节稍后凹陷中。

8）下关　在耳屏前约一横指，位于颧弓下与下颌切迹所形成的凹陷处。

4. 四肢部

（1）上肢

1）骨性标志　锁骨全长均可摸到，其胸骨端突出于胸骨柄颈静脉切迹的两侧。在锁骨外1/3交界处下方约2厘米处可摸到肩胛骨喙突。在锁骨外侧前上方的凹窝为锁骨上窝。窝的深处有通向上肢的大血管和臂丛神经经过。肱骨上端由肌肉所包裹。肱骨大结节在肩峰的下方，它构成肩部外侧的骨性边界。肩关节脱位时，肱骨上端退居肩峰的下内侧，此时肩峰突出显于皮下，形成所谓方形肩。肱骨小结节在喙突尖端的外侧约2.5厘米处，略低于喙突尖端的水平，可自三角肌前缘用拇指摸认。肱骨内、外上髁在肘关节两侧稍上方，内上髁突出较明显。在肘后能容易地摸到尺骨鹰嘴。当肘关节伸直时，鹰嘴和肱骨内、外上髁三点连成一横线。屈肘关节成90度角时，三点连成一等腰三角形，为肘后三角。自鹰嘴向下可摸到尺骨全长，末端终于尺骨小头和茎突。桡骨小头在肱骨外上髁下方，当肘关节半屈，前臂做前旋、后旋运动时，小头也随之转动。桡骨上部为肌覆盖，下半部虽不直接位于皮下，但容易摸到，末端终于桡骨茎突。在正常情况下，桡骨茎突比尺骨茎突低1~1.5厘米，当桡骨下端骨折时，骨折下端向后上移位，桡骨茎突也随之上移。

2）肌性标志　三角肌从三面包裹肱骨上端，因其肌束多而厚，故使肩部形成圆隆的外形。该肌以腱止于肱骨中部外侧，止腱处在臂外侧显一小凹。三角肌止点为一重要标志，它指示此处为肱骨的中点，也是喙肱肌的止点、肱肌的起点。喙肱肌在臂上举时呈一较明显的窄带，位于肱骨体的内侧。肱二头肌在臂的前面，肌的内、外侧各有一纵行浅沟，分别称为肱二头肌内侧沟和肱二头肌外侧沟。内侧沟较明显，有臂血管、神经干通过。肱三头肌在臂的后面。在三角肌后缘的下方可看到肱三头肌长头。该肌收缩时（如肘关节用力过伸）也能看到它的外侧头。

在肘窝前下的两侧各有一肌性隆起，内侧为前臂的屈肌，外侧为肱桡肌和桡侧腕长、短伸肌。各肌的轮廓不太明显，但在前臂远端可看到它们的腱。当用力握拳屈腕，可看到拳长肌腱，其桡侧为桡侧腕屈肌腱，尺侧为指浅屈肌腱和尺侧腕屈肌腱。强力伸指时，在手背，可从桡侧向尺侧依次看到拇长展肌腱、拇短伸肌腱、拇长伸肌腱及指伸肌腱。当用力伸展拇指时，在拇长展肌腱、拇短伸肌腱和拇长伸肌腱之间呈现一个三角形凹窝，窝底为舟骨。舟骨骨折时，此处有压痛。此外，当屈肘并用力屈腕以抗拒外力时，在肘窝可看到肱二头肌的止腱，在前臂前面桡侧可看到肱桡肌的轮廓。

3）皮肤标志　当臂下垂于躯干两侧时，在臂与胸部之间有向上的腋前纹，与背部之间有腋后纹。屈肘时，在肘窝出现肘窝横纹；屈腕时，在腕掌侧出现腕掌侧横纹；伸腕时，在腕背侧出现腕背侧横纹。

4）部分腧穴的定位标志

①肩髃　在锁骨肩峰端下缘，当臂平举时呈现凹陷处。

②尺泽　肘关节微屈，在肘窝横纹上，肱二头肌腱桡侧。

③曲池　肘半屈时，在肘窝横纹外侧端处。

④外关　前臂远端，腕背横纹上2寸，桡骨与尺骨之间。

⑤内关　前臂远端，腕掌侧横纹上2寸，桡侧腕屈肌腱与掌长肌腱之间。

⑥列缺　在桡骨茎突上方，相当腕纹上1.5寸（两手虎口

交叉，当食指尖所至之处）。

⑦合谷　在手背第 1、第 2 掌骨之间，近第 2 掌骨中点的桡侧（拇指、食指张开，以另一手的拇指指关节横纹（掌面）放在虎口上，当拇指尖所达到的地方）。

(2) 下肢

1) 骨性标志　下肢的上界即腹部的下界，各种标志前已述及。股骨为肌所包裹，只有大转子的外侧面及股骨内、外侧髁和内、外上髁可隔皮摸到。当直立时大腿上部外侧可见一凹陷，在此可摸到大转子。当大腿前屈或腿交叉时，大转子突出较为明显。在臀大肌下缘的深处可摸到坐骨结节。在髂前上棘与坐骨结节之间的连线称为奈拉通氏线（奈氏线）。大转子尖在此线之下，或最多不超过此线 1 厘米。如果过此限度，则说明大转子已向上移位，这可能为股骨颈骨折，或是髋关节后脱位所致。膝的两侧为膨大的股骨内、外侧髁。在其侧面可摸到较小的股骨外上髁。髌位于膝前皮下，伸膝关节时，髌紧贴股骨下端。髌下方连有强厚的髌韧带，髌韧带是检查髌腱反射（又称膝反射）时叩击处。韧带的抵止处为胫骨粗隆，为下肢骨牵引的常用部位。髌韧带两侧的凹陷称为内膝眼和外膝眼，相当于内、外侧半月板的部位。膝关节如有积液，凹陷消失，这时如将髌压向股骨，可觉漂浮感，此为浮髌试验阳性。胫骨粗隆两侧可到胫骨内、外侧髁。在胫骨外侧髁稍后下，可摸到腓骨小头。小腿前面沿胫骨粗隆向下，可摸到明显的胫骨前嵴和胫骨内侧面。胫骨内侧面向下延续为内踝。腓骨下端为外踝，外踝比内踝稍低而明显。足背和足内、外侧缘的软组织较少，从前向后可以摸到趾骨、跖骨、跗骨（内侧为楔骨和舟骨，外侧为骰骨）和跟骨。跟骨的后端为跟结节。

2) 肌性标志　臀大肌使臀部形成膨隆外形。阔筋膜张肌在大腿上部外侧，相当于髂嵴的前部下方和髂前上棘的后方，为一宽短的隆起。缝匠肌在大腿的前方，由髂前上棘斜向内下止胫骨内侧髁，在大腿做前屈、内收及内旋时，轮廓较清楚，它是股三角的外侧界。股直肌在缝匠肌与阔筋膜张肌所组成的夹角内。股内肌和股外肌在大腿前面的下部，分别位于股直肌的内、外侧。在大腿内收时，可见长收肌自耻骨结节斜向外下方，它构成股三角的内侧界。半腱肌、半膜肌和股二头肌都自臀大肌下缘露出，它们的轮廓开始不太清楚，以后到大腿下部时轮廓逐渐明显并构成腘窝的上界。股二头肌腱为一粗索附着于腓骨，构成腘窝上界外侧壁；半腱、半膜肌腱向内附着于胫骨，构成腘窝上界内侧壁。半腱肌腱较窄靠内侧，半膜肌腱较粗而圆。小腿前面的肌分界不清。当足背屈时在踝关节前面由内向外可摸到胫骨前肌腱、拇长伸肌腱和趾长伸肌腱，在外踝后方可摸到腓骨长、短肌腱。在小腿后面，有由腓肠肌和比目鱼肌所形成的小腿三头肌肥大隆起。腓肠肌的内侧头起于股骨内上髁，构成腘窝下界内侧壁；腓肠肌的外侧头起于股骨外上髁，构成腘窝下界外侧壁。小腿三头肌向下移行为跟腱，止于跟结节。

3）皮肤标志　在腘窝有腘窝横纹。

4）部分腧穴的定位标志

①风市　在大腿外侧，腘横纹上7寸（垂手直立时中指尖所指之处）。

②足三里　胫骨粗隆与胫骨前嵴交界的外一横指处。

③阳陵泉　在腓骨小头的前下方凹陷处。

④阴陵泉　在胫骨内侧髁下缘凹陷处。

⑤三阴交　内踝上3寸，近胫骨后缘处。

⑥委中　在腘窝横纹中央。

四、骨骼结构知识

骨是体内坚硬而有生命的器官，主要由骨组织构成。每块骨都有一定的形态、结构、功能、位置及其本身的神经和血管。全身骨的总数约206块,可分为躯干骨、上肢骨、下肢骨和颅骨四部分。

1. 骨的形态

由于骨的功能不同,骨的形态各异。通常可分为长骨、短骨、扁骨、不规则骨和含气骨五种。

(1) 长骨　形长而坚硬,分布于四肢,在运动中起杠杆作用。长骨的中间大部分称为骨干,呈管状,骨干内部有空腔,称为髓腔,内含骨髓。骨干表面可见1~2个小孔,称为滋养孔,滋养管通入其中,有血管、神经通过。长骨两端膨大的部分,称为骺。骺游离面,称为关节面。活体上覆盖着一层关节软骨。骨干接近骺的部分,称为干骺端。人在幼年时,骨干与骺之间以软骨相隔,称为骺软骨。该软骨与骨的增长有关,如受损害,可影响骨的增长。约20岁左右,骺软骨骨化,骺与骨干互相结合,形成一骨,骨的长度也就不再增长。其骨化结合处呈一粗线状,称为骺线。

(2) 短骨　形似立方体,富于耐压性,往往集群地连接在一起,多承受压力而运动,是较复杂的部位,如腕骨和跗骨。

(3) 扁骨　多呈板状,富于弹性,坚固,主要构成骨性腔的壁,对腔内器官有保护作用,如颅盖骨、肋骨等。

(4) 不规则骨　形状很不规则,不属于上述任何一类,如椎骨、颞骨。

(5) 含气骨　有的不规则骨内部具有含气的空腔,这些骨称为含气骨,如上颌骨、额骨等。

2. 骨的构造

活体内各骨块都由骨质、骨髓和骨膜、关节软骨构成,并有神经和血管分布。

(1) 骨质　由骨组织构成,是骨的主要成分,质地坚硬,依其结构不同分为密质与松质两种。

密质在骨的表层,致密坚硬,耐压性大。松质在骨的内部，较疏松，呈蜂窝状，由相互交错的骨小梁构成，弹性较大。

密质与松质的配布依骨的种类不同而有差异，这与骨的功能是一致的。例如，长骨的骨干主要由密质构成，内面只有一部分为薄层松质，有时也完全缺如。这就使骨干既轻便又坚硬，适于支持、负重和运动。

长骨的骺和短骨主要由松质构成，表面有一薄层密质，这样的配布既减轻了骨的重量，又扩大了骨的接触面，增加了骨的稳固性。松质的骨小梁在压力作用的影响下，其排列方式与各骨所承受的压力以及相应张力的方向一致。这种排列可使压力向各方向分散，因而能承受较大的压力。

扁骨的密质可分为内外两层，其间夹有松质，有时松质也可缺如，此时两层密质便融合为一。

颅盖骨的内外两层密质分别称为外板和内板。外板较厚而坚韧，富于弹性，弧度较小，耐张力强；内板（又名玻璃样板）较薄而脆。故颅盖骨骨折多见于内板。内、外板之间的松质称为板障，内有板障静脉。

(2) 骨髓　骨髓为柔软而富有血液的组织，存在于髓腔和松质的腔隙中，可分为红骨髓和黄骨髓两种。

胎儿和幼儿时期，骨髓皆呈红色，填充于全部髓腔和松质内，称为红骨髓，有造血功能。5岁以后，随着年龄的增长，长骨骨干内的红骨髓逐渐被脂肪组织所代替，而呈黄色，称为黄骨髓，失去造血功能。成年后，长骨两端、短骨和扁骨松质内仍为红骨髓，终生保持造血功能。骨髓的适应能力很强，在一定的情况下，如患恶性贫血、失血过多或为适应高原生活，黄骨髓可以逐渐转变为红骨髓，恢复其造血功能，这是造血功能的代偿现象。骨髓是由经过骨的滋养孔（管）进入骨内的血管滋养的。

(3) 骨膜　骨的表面除关节面外都覆有骨膜。新鲜的骨膜呈浅粉红色，很柔韧，富有神经、血管和淋巴管，与骨的滋养、保护、生长、再生和感觉有关。

由骨膜发出许多纤维进入骨内，使骨膜与骨紧密相连。骨膜内层含有成骨细胞，幼年时，成骨细胞参与骨的生长（如骨的增粗）；成年以后处于相对静止状态。但在骨损伤的情况下，成骨细胞却能重新恢复造骨能力，进行修复。如果在处理骨的损伤或进行骨手术时，将骨膜剥离太多或损伤过重，就会破坏成骨细胞，导致愈合困难。

（4）关节软骨　紧贴在骨的关节面上，多为透明软骨，参与构成关节。

五、肌肉结构知识

人体内的肌组织依其形态构造、分布及功能特点可区分为平滑肌、心肌和横纹肌三种。其中横纹肌大都跨越关节，附着于骨，故又称为骨骼肌；又因它们的运动均受意志支配，故也称为随意肌；骨骼肌的少数附着于皮肤，故又称为皮肌。

全身骨骼肌约占体重的40%，每块骨骼肌均由数量很多的肌纤维构成，具有一定的形态，占有一定的位置，并有一定的辅助装置及其自身的神经和血管，故一块肌肉便是一个器官。

1. 肌的形状

肌的基本类型有短肌、长肌、阔肌和轮匝肌四种。

（1）短肌　多见于躯干的深部，形状短小，收缩时产生的运动幅度不大，但较能持久（见图2—2）。

（2）长肌　多见于四肢，呈纺锤形，中间肥大部分称肌腹，两端缩小的部分称肌头和肌尾，末端连着腱。腱由致密结缔组织构成。位于两个肌腹之间的腱称为中间腱。长肌收缩的肌腹显著缩短而膨胀，能产生大幅度的运动。上肢、下肢肌肉如图2—3、图2—4所示。

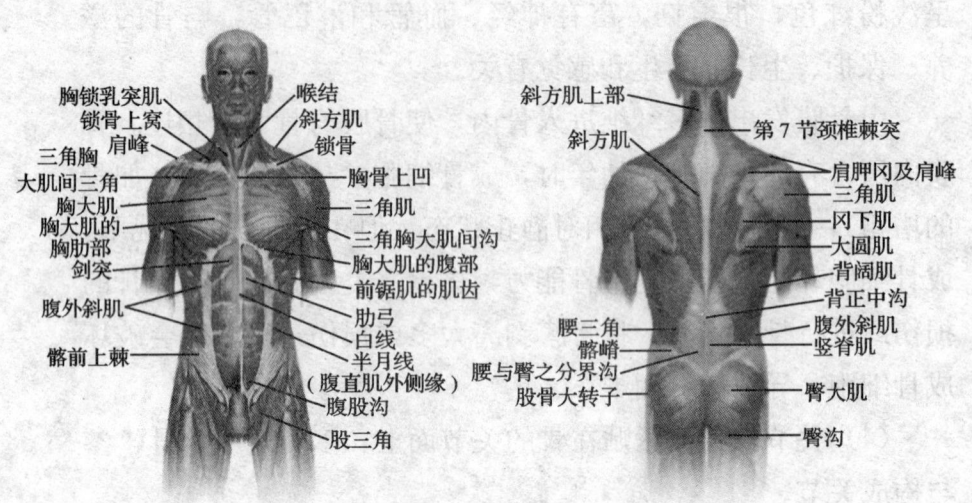

图 2—2 胸、背部肌肉

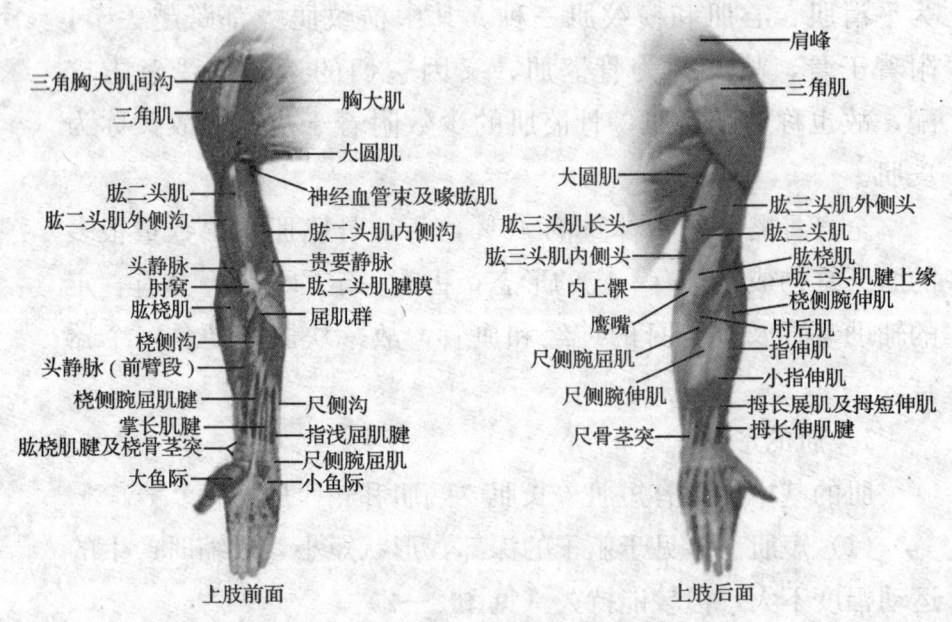

图 2—3 上肢肌肉

(3) 阔肌 扁阔宽大，多见于躯干的浅层，构成体腔的壁，对腔内器官有支持和保护作用。阔肌可整块收缩，也可部分收缩，故可完成多种形态的运动。阔肌的腱呈膜状，称为腱膜。腱膜若位于肌的中心，则称中心腱。

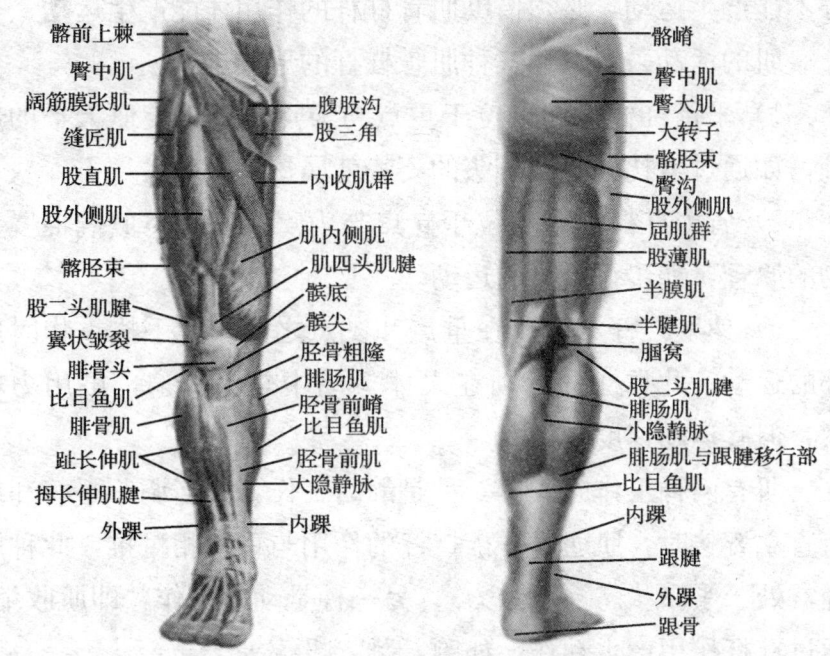

图 2—4 下肢肌肉

（4）轮匝肌　见于孔、裂的周围，如口裂、眼裂等，呈环状，收缩时可闭合孔、裂。

2. 肌的配布和作用

（1）肌的配布　运动某一关节的肌，其配布方式与该关节的运动轴有关。对于每一个运动轴，均配布有作用相反的两组肌，如肘关节就有前面的屈肌和后面的伸肌两组；如腕关节除有屈、伸两组肌外，还有内收与外展两组肌等。

身体的任何一个动作都有多块肌参加，其中起主要作用的为原动肌（主动肌）；起协助作用的为协同肌（合作肌）；从反面起支持作用的为拮抗肌；从旁固定附近骨骼的为固定肌。如屈肘关节时，肱二头肌和肱肌是原动肌；前臂的桡侧腕屈肌、旋前圆肌等为协同肌；肱三头肌是拮抗肌；斜方肌等则为固定肌（固定肩胛骨）。肌群之间的上述关系随着不同的运动可以互相置换。

(2) 肌的作用 肌的收缩是运动的基础，但单有肌的收缩并不能产生运动，必须借助肌骨杠杆的作用才能产生运动。

肌的活动采取下述三种肌骨杠杆的形式进行：

1) 平衡杠杆 支点位于重点与力点之间，类似天平的原理，如通过寰枕关节调节头的姿势就属这一类。

2) 省力杠杆 重点位于支点与力点之间，类似撬棍撬重物的原理，如步行时足的运动。

3) 速度杠杆 力点在重点和支点之间，如手执重物时肘部的运动。此类杠杆运动在人体运动中较为普遍，虽用力较大，但其运动速度较快。

肌有两种工作方式：一种是静力工作，如当调节平衡和维持直立姿势时，肌通过平衡杠杆的作用与重力相对抗，此种肌经常处于紧张状态（肌张力）；另一种是动力工作，即肌收缩，通过杠杆作用产生动作，如跑、跳、投掷等。

第二节 人体主要血管、神经分布及走向

一、循环系统的组成和功能

循环系统为一个密闭的管道系统，由于管道内所含的液体成分不同，又分为心血管系和淋巴系两部分。

心血管系由心脏、动脉、静脉和毛细血管组成，血管中流动着血液。淋巴系由淋巴管、淋巴结和淋巴器官组成，其管道中流动着淋巴液，最后流入静脉内。

心脏是推动血液流动的动力器官；动脉是运送血液离开心脏的管道，将血液输送到全身毛细血管；静脉是血液流回心脏的管道，起于毛细血管；毛细血管是沟通动脉和静脉之间的细小血管，呈网状分布于全身各组织器官（软骨、角膜、晶状体、玻璃体、手指甲、脚趾甲和牙釉质除外）。毛细血管是血液同组织器官间进行物质交换的场所。

血液自心脏经动脉、毛细血管和静脉再返回心脏。血液沿着这个密闭的管道系统流动，周而复始，形成血液循环。人体通过血液循环，将肠管吸收的营养物质和肺吸入的氧运往全身组织，同时将全身各组织新陈代谢产生的二氧化碳和废物运往肺、肾和皮肤后排出体外。

此外，循环系统还能把内分泌腺所分泌的激素运到各器官，调节肌体的新陈代谢和各种生理功能，以保证机体新陈代谢的正常进行。

二、血管的形态结构特点

全身血管分动脉、静脉和毛细血管三类（见图2—5）。凡

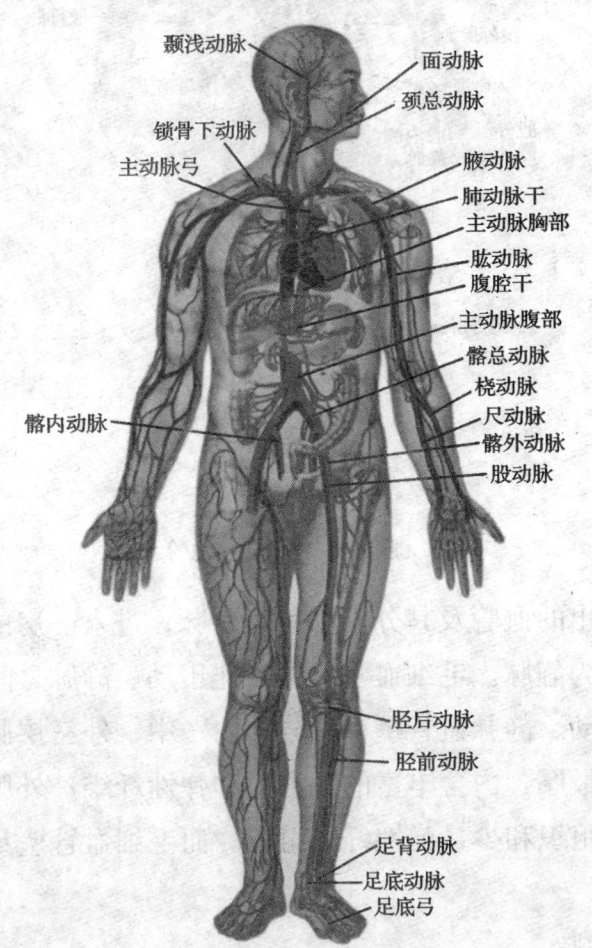

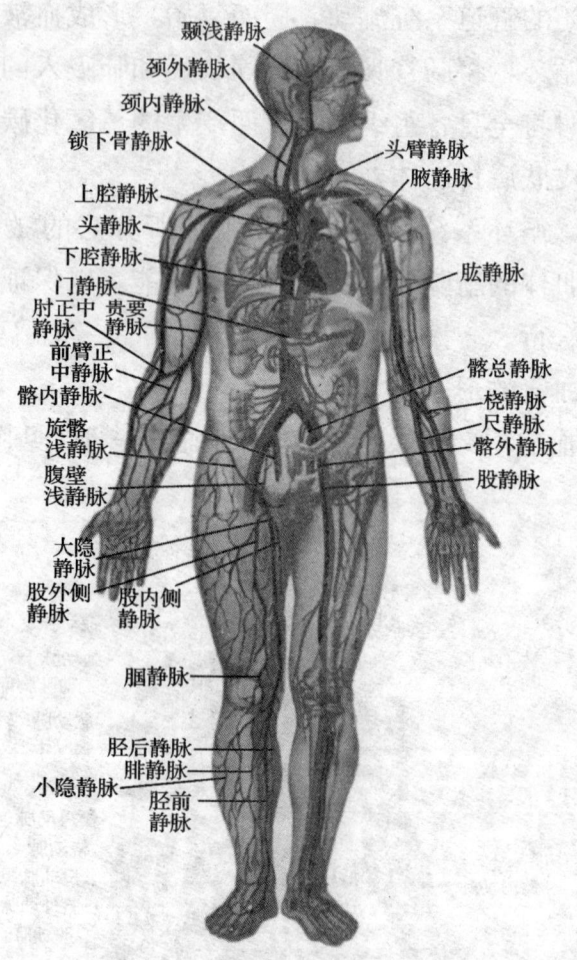

图 2—5 全身主要血管

从心室发出的血管及其分支都称为动脉；进入心房的血管及其属支都称为静脉。毛细血管呈网状连于动、静脉之间。

一般动、静脉血管壁都可分为内、中、外三层膜。内膜最薄；中膜最厚，内含丰富的平滑肌和弹性纤维；外膜疏松，由纤维结缔组织和少量弹性纤维组成。而毛细血管壁只有一层内皮组成。

1. 动脉

动脉按其口径的大小可分为大、中、小三种，主动脉、肺动脉和无名动脉属于大动脉，以后大动脉一再分支，当口径达1毫米左右时，称小动脉，界于小动脉和大动脉之间的许多动脉称为中等动脉（如桡动脉、尺动脉等）。动脉管壁厚，管腔相对小而圆，离心脏较近的大动脉，如主动脉、肺动脉，因承受心脏射血的冲力，其管壁内含有大量的弹性纤维，可以帮助送血液到中、小型血管中去。离心脏较远的中、小动脉，其管壁内弹性纤维逐渐减少而平滑肌相对增多。

2. 静脉

与动脉相比，静脉管壁薄而腔相对大。多数静脉管腔内面有袋状的瓣膜，称静脉瓣。静脉瓣顺血流方向开放，逆血流方向关闭，有防止血液倒流的作用。静脉瓣在四肢较多，下肢静脉多于上肢静脉，内脏的静脉一般没有瓣膜。

3. 毛细血管

毛细血管遍布于全身各部组织器官，互相吻合成网状，连于动、静脉之间，主要由内皮细胞构成。其特点是管径小，管壁极薄，构造简单。毛细血管壁具有一定的通透性，而且血流缓慢，有利于血液和组织、细胞之间进行物质交换。

三、体表的动脉和静脉

1. 体表的动脉

（1）面动脉　咬肌下端前缘至眼内眦的连线。

（2）颞浅动脉　根部在外耳道前方，向上形成两大分支。

（3）颈总动脉和颈外动脉　取下颌角和乳突尖连线的中点，由此点至锁骨内侧端引一连线，为两动脉的表线。其中以甲状软骨上缘为界，下方为颈总动脉，上方为颈外动脉的表线。

（4）锁骨下动脉　自胸锁关节至本侧锁骨中点引一弓形线，弓背最高点距锁骨上约1厘米。

（5）腋动脉和肱动脉　上肢外展90度，手掌向上，由锁骨中点到肘窝稍下方的连线为两动脉的表线。

（6）桡动脉　自肘窝中点稍下方至桡骨茎突的连线。

（7）尺动脉　自肘窝中点稍下方至豌豆骨桡侧缘的连线。

（8）股动脉　大腿外展外旋，取髂前上棘和耻骨结节连线中点，再取大腿内侧中、下1/3交界线的中点，此两中点的连线为股动脉的表线。

（9）腘动脉　大腿外展外旋，自大腿内侧中、下1/3交界线的中点至腘窝中点的连线。

（10）胫后动脉　自腘窝中点至内踝和跟结节连线中点的连线。

（11）足背动脉　自足背的内、外踝连线中点至第1至第2跖趾关节间的连线。

2. 体表的静脉

（1）颈外浅静脉　由枕部的静脉、耳后部的静脉、来自面后部的静脉合成。沿胸锁乳突肌表面下降，注入锁骨下静脉。

（2）上肢浅静脉　手背皮下的浅静脉形成手背静脉网，由此网形成两条大的浅静脉分居尺、桡两侧，即头静脉和贵要静脉。

（3）下肢浅静脉　下肢的浅静脉在皮下组织内构成形式不定的静脉网，其中有两条恒定的静脉，即大隐静脉和小隐静脉。

（4）腹前壁浅静脉　脐以上有胸腹壁静脉，向上注入腋静脉；脐以下有胸腹壁静脉，向下注入股静脉。

四、全身主要动脉的体表标志、摸脉点和止血点

人体的体表有一些全身主要动脉的体表标志、摸脉点和止血点（见表2—1），在刮痧过程中应该对此有一个全面深入的了解。这些部位应该尽量避免刮痧，以免发生意外。同时，了解这些摸脉点和止血点，在掌握相关急救知识后，也有利于临床急救。

表 2—1　　全身主要动脉的体表标志、摸脉点和止血点

动脉名称	体表标志	摸脉点和止血点
面动脉	咬肌下端前缘至眼内眦的连线	在咬肌前缘下颌骨下缘处，可摸到脉搏。将面动脉压向下颌骨，有时需要两侧同时压迫才能使眼以下面部止血
颞浅动脉	根部在外耳道前方，向上形成两大分支	在外耳道前方，颧弓后端可摸到脉搏，压迫该处可使颞部和头顶部止血
颈总动脉和颈外动脉	取下颌角和乳突尖连线的中点，由此点至锁骨内侧端引一连线，为两动脉的表线。其中以甲状软骨上缘为界，下方为颈总动脉，上方为颈外动脉的表线	于环状软骨侧方可摸到颈总动脉脉搏，将动脉向后内压迫于第 6 颈椎横突上可进行头部止血
锁骨下动脉	自胸锁关节至本侧锁骨中点引一弓形线，弓背最高点距锁骨上约 1 厘米	于锁骨上窝中点向下压，将动脉压在第 1 肋骨上，使肩和上肢止血
腋动脉和肱动脉	上肢外展 90 度，手掌向上，由锁骨中点到肘窝稍下方的连线为两动脉的表线	在臂中部肱二头肌内侧沟可摸到肱动脉搏动，将肱动脉压在肱骨上可制止上肢出血
桡动脉	自肘窝中点稍下方至桡骨茎突的连线	在腕上方桡侧屈肌外侧可摸到脉搏，为主要摸脉点
尺动脉	自肘窝中点稍下方至豌豆骨桡侧缘的连线	在尺侧腕屈肌和指浅屈肌腱间可摸到动脉搏动
指掌侧固有动脉	手指掌面侧掌	在手指根部两侧压迫可阻止手指的出血
股动脉	大腿外展外旋，取髂前上棘和耻骨结节连线中点，再取大腿内侧中、下 1/3 交界线的中点，此两中点的连线为股动脉的表线	在腹股沟韧带中点稍下方可摸到股动脉搏动，把两拇指重叠在该部位加压，将股动脉压在耻骨上可止下肢出血
腘动脉	大腿外展外旋，自大腿内侧中、下 1/3 交界线的中点至腘窝中点的连线	将圆枕垫放在腘窝中，屈膝关节压迫腘动脉可止小腿出血
胫后动脉	自腘窝中点至内踝和跟结节连线中点的连线	在内踝与跟结节之间可摸到该动脉搏动，压下可减轻足底出血
足背动脉	自足背的内、外踝连线中点至第 1～第 2 跖趾关节间的连线	在足背内、外踝连线中点，拇长伸肌腱外侧可摸到脉搏，向下压可减轻足背出血

五、神经系统结构知识

1. 神经系统的基本功能

人的神经系统高度发达,在人体生命活动过程中居于主导地位。其基本功能表现如下:

(1) 神经系统协调人体内各系统器官的功能活动,保证人体内部的完整统一。

(2) 神经系统使人体活动能随时适应外界环境的变化,保持人体与不断变化的外界环境之间的相对平衡。

(3) 人类的脑,特别是大脑皮层进化到非常复杂的程度,它可以在实践中产生思维活动。因此,人类不但被动地适应外界环境的变化,而且能动地认识客观世界,并进而改造客观世界。这是人类神经系统最主要的特点。

2. 神经系统的区分

神经系统在形态和功能上是一个统一的整体,为了学习上的方便,可从不同角度将它区分如下:

(1) 依照所在位置和功能的不同,可将神经系统分为中枢神经系和周围神经系。

1) 中枢神经系 包括脑及脊髓两部分。它们居于身体的中轴,在功能上有控制调节整个机体活动的作用。其中,脑位于颅腔内,脊髓位于椎管内,两者在枕骨大孔处相连接(见图2—6)。

2) 周围神经系 包括与脑相连的脑神经和脊神经(31对)。它们两侧对称地向周围分布到各组织器官,其功能是由周围向中枢或由中枢向周围传递神经冲动。

(2) 依照所支配的对象不同还可将神经系统分为躯体神经和内脏神经,两者都有传入(感觉)和传出(运动)纤维(见图2—6)。

1) 躯体神经 主要支配皮肤和运动系统,管理皮肤的感觉和运动系统的运动和感觉。

2）内脏神经 主要支配内脏、心血管和腺体，管理它们的感觉和运动。内脏传出纤维又叫植物性神经，可再根据功能不同将它分为交感神经和副交感神经两种。

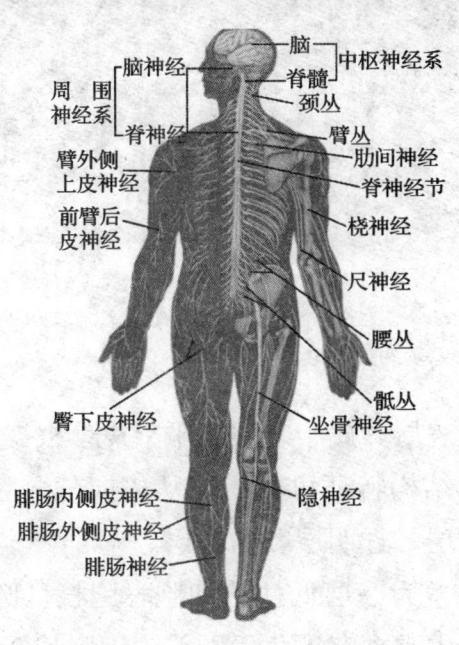

图 2—6 人的神经系统

第三节 皮肤解剖生理知识

皮肤覆在身体表面，其总面积（成人）约有 1.5～2.0 平方米，厚度约为 1.0～4.0 毫米。皮肤具有保护、分泌、排泄、吸收和调节体温等机能。皮肤中分布着丰富的神经末梢，能感受外界环境中的冷、热、触、痛等刺激，是重要的感觉器官。

一、皮肤的形态结构

皮肤由表皮和真皮组成，表皮是上皮组织，真皮是结缔组织。在皮肤中有由表皮衍生的毛发、指（趾）甲、皮脂腺和汗腺等，合称为皮肤的附属器。皮肤的下面为皮下组织或称浅筋膜，将皮肤与深层组织相联系（见图 2—7）。

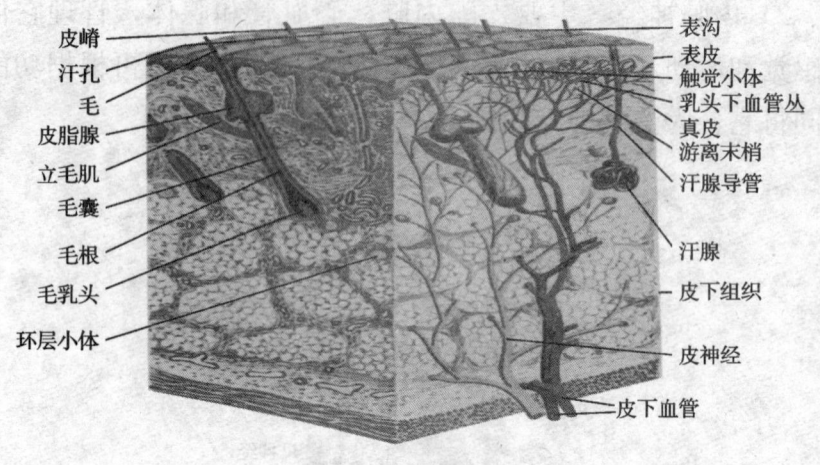

图 2—7 皮肤的结构

1. 表皮

位于皮肤最表层，属于复层扁平上皮。根据上皮层中细胞分化程度和形态结构特征可将表皮从内向外分五层：基底层、棘细胞层、颗粒层、透明层和角化层。

（1）基底层 为一层低柱状细胞，胞核呈圆形或卵圆形，染色较深。胞质中常含有黑色素颗粒。细胞基部发出细小的凸起伸入基膜。基底层又称生发层，其细胞具有活跃的分裂增殖能力，不断产生新的细胞，并向浅层推移，以补充表层衰老脱落的上皮。

基底层中还有一种单个存在的黑色素细胞，胞质有凸起，能产生黑色素颗粒，并将它散布到其他细胞内。皮肤颜色的差异主要取决于色素的多少，随人种和身体部位各有不同。

（2）棘细胞层 位于基底层上面，细胞较大，呈多边形。胞质内有张力原纤维，细胞间有细丝状的细胞间桥相连接。棘细胞层可有 5～10 层细胞，细胞间有明显的间隙，有利于组织液通过。棘细胞层细胞已失去分裂能力而向角化阶段发展。

（3）颗粒层 由 2～3 层细胞组成，细胞呈梭形，界限清楚。它们由棘细胞层细胞转化形成，在胞质内含有较粗大、嗜碱性透明角质颗粒。胞核着色较浅，显示细胞趋向于萎缩退化。在薄皮肤内，此层不明显。

（4）透明层　由颗粒层转化而成，约有3～4层扁平细胞，胞质透明呈嗜酸性，内含有折光性强的角母蛋白。透明层由透明角质颗粒溶化而来。此层内细胞的间隙消失，细胞界限及胞核均不清楚。此层只在手掌和足底部的皮肤较明显。

（5）角化层　是表皮的最外层。此层的厚度各处不同，在头皮和腹部等处的薄皮肤，角化层只有数层；但在厚皮肤，如足跟的皮肤，角化层达数十层。角化层细胞的轮廓虽然仍可显示，但胞核已消失，胞质内充满角蛋白，成为充分角化的长而扁的细胞。角化层表层的细胞不断脱落，脱落的上皮呈薄而透明的鳞片状，故又称为鳞状上皮。

2. 真皮

位于表皮下面，由致密结缔组织组成，含有大量胶原纤维、弹性纤维、网状纤维和各种结缔组织细胞。真皮又分为乳头层和网状层。

（1）乳头层　是连接表皮的部分。结缔组织的胶原纤维疏松，突向表皮呈乳头状。真皮乳头内，含有触觉小体的，称神经乳头，含有毛细血管的，称血管乳头。

（2）网状层　网状层比乳头层厚，结构较致密，胶原纤维束较粗，并互相交织成网，可使皮肤具有很大的韧性和弹力。此层内有较大的血管、淋巴管、汗腺、皮脂腺、毛囊和平滑肌等，神经和神经末梢也较丰富。

3. 皮下组织

由疏松结缔组织和脂肪组织组成，其胶原纤维和弹性纤维直接与真皮相连。此层为连接皮肤与肌肉之间的组织，对于维持体温和缓冲机械压力具有一定的作用。在皮下组织内分布有较大的血管、淋巴管和神经。此层脂肪的多少因年龄、性别、健康状况以及身体部位而有差别。

二、皮肤的附属器

1. 毛发

毛发可分毛干、毛根两部分。毛干露在皮肤外，毛根埋于皮肤内。毛根末端膨大，称毛球，该处细胞分裂活跃，是毛发的生长点。细胞能产生黑色素颗粒，新细胞不断向毛根推移。毛球底部凹陷，有结缔组织突出物，称毛乳头。毛乳头内含丰富的血管和神经，供给毛发所需的营养。毛根外有圆筒形的毛囊，其内层为上皮，外层为结缔组织。毛囊开口于皮肤表面，近开口处有皮脂腺导管通入。毛囊及其周围组织如果被感染，可引起疖、痈等疾病。毛球或毛乳头损伤时，毛发脱落，一般不能再生。在真皮内有一斜行平滑肌束，称立毛肌，它的一端附于毛囊，另一端止于真皮浅部。立毛肌受交感神经支配，收缩时使毛发竖立，皮肤呈鸡皮状。

2. 皮脂腺

皮脂腺多位于毛囊与立毛肌之间，它是一种泡状腺，腺细胞质中充满脂肪颗粒，分泌时整个细胞崩解，形成皮脂，开口于毛囊。皮脂经毛囊排出体外，润滑皮肤及毛发。

3. 汗腺

汗腺是弯曲的管状腺，可分为分泌部和排泄部。分泌部位于真皮深层或皮下组织内，为一条盘曲成团的管道。腺上皮为单层立方或柱状上皮。排泄部为细长扭曲的上皮管道。管壁由1~3层低柱状细胞组成，管腔很狭窄。在表皮内，排泄管呈螺旋状弯曲，开口于皮肤表面，称汗孔。在腋窝、外阴等处有大汗腺，其分泌物较浓稠，含有较多的脂酸。有些人的这种分泌物经细菌作用后可发生臭味，故又称狐臭腺。

三、皮肤的血管、淋巴管和神经

1. 血管

表皮内无血管，真皮和皮下组织的血管十分丰富，可以储纳人体血液总量的1/5。皮肤内有两组平行排列的网状血管丛。浅血管丛位于真皮乳头层与网状层之间，其分支分布于真皮乳头和毛囊；深血管丛位于真皮和皮下组织之间，分布于皮下组织、毛囊深部和汗腺等处。

2. 淋巴管

表皮内无淋巴管，真皮乳头层内有网状淋巴管丛，其中较大的淋巴管在皮下组织内伴随静脉分布。

3. 神经

皮肤内分布有极为丰富的神经纤维，有来自脑神经或脊神经的感觉支。神经纤维在皮肤内形成各种感觉神经末梢，如游离神经末梢、触觉小体和环层小体等。来自交感神经的纤维，分布于血管、腺体及立毛肌，管理、支配腺体的分泌和平滑肌的机能活动。

四、皮肤的生理功能

1. 保护作用

皮肤是保护人体的重要器官。它能防止外界物理、化学及生物等有害因素对肌体的侵害，如角质层和黑色素有阻挡紫外线辐射伤害的作用。清洁健康的皮肤能阻止微生物侵入。角质层和脂肪酸使皮肤呈酸性反应，在一定程度上能制止细菌和霉菌的生长。所以皮肤是防止感染的屏障。

2. 分泌和排泄作用

汗腺和皮脂腺都有分泌和排泄的机能，其中汗腺可协助肾脏排泄体内新陈代谢的废物。

3. 吸收作用

皮肤可将外界物质通过毛囊和腺体吸收进体内。当皮肤有损伤或发炎时，其吸收能力显著增加。故使用外用药物时，应注意药物的浓度和涂药面积的大小，以防止吸收过多，致使全身性不良反应。

4. 调节体温的作用

在中枢神经的调节下，健康人的体温保持在一定温度，过多的热除由呼吸器官等散出外，大部分由身体表面发散。汗液的蒸发是散热的主要方式，汗腺分泌的强弱，常反映着整个机体的机能状态。

五、皮肤的再生和修复

皮肤的再生能力很强，生理性再生和补偿性再生自出生一直在进行着。皮肤表层细胞不断死亡脱落，基层细胞又不断分裂增殖补充，使皮肤保持一定的厚度。补偿性再生是皮肤受损伤后的修复过程。面积较小而浅的损伤，其表皮由伤口附近的生发层细胞分裂递补，伤口内残存的汗腺和毛囊细胞也分裂增殖，参与再生过程。新生细胞沿着伤口边缘生长推移，最后覆盖伤口表面，形成薄层表皮，细胞继续分裂增殖，逐渐形成复层扁平上皮。

如果损伤面积较大，而伤口较深时，修复较慢，因为伤口内已无汗腺和毛囊，而伤口周围的表皮又难以长到很远的部位。表皮生长速度赶不上受伤处结缔组织生长的速度，新生上皮不能覆盖伤口，代之以新生结缔组织所形成的瘢痕。临床上，常用植皮的方法来促进伤面的修复。即从患者本人正常皮肤处切取薄层皮片，移植到创面。移植的自体皮可以存活，并生长繁殖，使伤口愈合。异体皮也可移植，可起到防止体液丢失和预防感染等保护作用。

第四节 人体消化系统的基本生理解剖

一、消化系统的组成和功能

1. 消化系统的组成

消化系统由消化道和消化腺两部分组成。消化道是一条从口腔到肛门迂曲的长管道，根据其位置、形态和功能的不同，分为口腔、咽、食道、胃、小肠和大肠。小肠盘曲于腹腔内，从上向下可分为十二指肠、空肠和回肠三段。大肠位于小肠周围，又可分为盲肠、结肠和直肠，直肠末端以肛门通向体外。临床常把口腔到十二指肠一段称为上消化道，而把空肠到肛门一段称为下消化道。

消化腺是分泌消化液的腺体，可分为大小两种。大消化腺是独立存在的器官，如肝、胰和唾液腺，它们都以导管和消化道相通。小消化腺位于消化道管壁内，如食道腺、胃腺、肠腺等，它们均直接开口于消化道内。

2. 消化系统的功能

消化系统的主要功能是消化食物、吸收营养，并将食物残渣——粪便排出体外。食物进入消化道后，通过咀嚼、吞咽、胃肠蠕动等，将磨碎的食物与消化液混合，推动食物向下，最后成粪便排出体外。这种依靠消化道的机械运动所进行的消化活动称为物理性消化。在进行物理性消化的同时，消化腺也分泌各种消化液进入消化道内与食物混合。消化液内含有多种消化酶，把食物中大分子物质水解为可溶于水的小分子营养物质，以便被肠道吸收，给全身供营养。

3. 消化道的一般构造

消化道各段的形态和功能不同，其构造也各有特点，但从整体看却有类似之处。从咽到肛门之间的消化道管壁可分为四层，即由内向外分为黏膜、黏膜下层、肌层和外膜。

（1）黏膜　是消化道管壁的最内层，表面黏滑湿润。此层由黏膜上皮、固有膜和黏膜肌层组成。小肠黏膜形成许多向肠腔突出的皱襞和绒毛，用以扩大吸收面积。

（2）黏膜下层　位于黏膜与肌层之间，由疏松结缔组织构成，内含丰富的血管、淋巴管和神经。

（3）肌层　除口腔、咽、食道上段和肛门为横纹肌外，其余均为平滑肌，一般排列成内环外纵两层。在消化道的某些部位，环形平滑肌增厚而形成括约肌。平滑肌不断地进行有节律的收缩和舒张，引起消化道的蠕动，促进食物的消化和吸收，并将残渣推向大肠，最后排出体外。

（4）外膜　位于消化道的最外层。此部位（如食道）由结缔组织构成的称为纤维膜，胃肠道则大部分为浆膜，其表面润滑，可减少器官间的摩擦。

二、胃的形态结构和功能

1. 胃的形态

胃是消化道膨大的部分，具有容纳和消化食物的功能。胃的位置、大小和形态可随体位、充盈程度、胃肌的紧张度等发生改变，还因年龄、性别、体形的不同而有差别。胃有进出两口、前后两壁、上下两缘。胃的进口叫贲门，与食管相接；出口叫幽门，与十二指肠相连。胃前壁朝前上方，后壁朝后下方，前后两壁相连处形成弧形的上、下缘。上缘叫胃小弯，凹向右上方（胃小弯在近幽门处折弯成角，叫角切迹）；下缘叫胃大弯，凸向左下方。在贲门左侧，胃壁向上膨隆的部分称为胃底。在角切迹与幽门之间的部分，称为幽门部。幽门又可分为两部分，紧接幽门缩窄成管状的部分叫幽门管；在幽门管与角切迹之间稍膨大的部分称为幽门窦。胃底与幽门部之间的广大区域称为胃体。

2. 胃壁的结构

胃壁可分为黏膜、黏膜下层、肌层及浆膜四层。胃黏膜较厚，活体呈淡红色。胃空虚时黏膜形成许多皱襞，在胃小弯的皱襞多纵行。胃充盈时这些皱襞变矮或消失。胃黏膜表面还有许多纵横交错的小沟，把胃黏膜分成许多胃区，每个胃区有许多小孔，叫胃小凹，它是胃腺的开口。在幽门内，胃黏膜形成环形皱襞，构成幽门瓣。胃溃疡多发生于胃小弯和幽门部的黏膜上。

胃的肌层很发达，由三层平滑肌构成。外层为纵行肌层，主要分布于胃大弯和胃小弯。中层为环行肌层，几乎包绕全胃，此层在幽门处增厚，形成幽门括约肌，具有防止肠内容物逆流入胃和控制胃排空的作用；在贲门处，下行肌层虽增厚不明显，但在功能上也具有括约肌的作用。内层为斜行肌层，主要分布于胃的前后壁。胃肌经常保持着一定的紧张度，对维持胃的正常形态和位置起着重要的作用。

胃在中等度充盈时，大部分（3/4）位于左季肋部，小部分（1/4）位于腹上部。其贲门部较固定，借结缔组织与腹后壁相连。胃小弯和幽门（约在第1腰椎体的右侧）借小网膜与肝相连。胃底与膈、脾相贴。胃前壁的右侧与肝左叶脏面接触；其左侧被膈和左肋弓所掩盖；在肝前缘与左肋弓之间的一部分胃前壁直接与腹前壁相接，该处为胃的触诊部位。胃后壁与膈、左肾、左肾上腺、胰、脾、结肠左曲和横结肠系膜等相邻接。

3．胃的功能

胃的主要功能是暂时储存和消化食物。人进食后，食物由胃慢慢地进入小肠，保证小肠内的消化吸收功能正常进行。

三、小肠的形态结构和功能

小肠是消化道中最长的一段，为消化与吸收营养物质的重要场所。小肠全长约5~6米，起于胃的幽门，向下迂曲盘旋于腹腔的中下部，至右髂窝处移行于盲肠。它从上至下可分为十二指肠、空肠和回肠三段。除十二指肠外，空肠、回肠皆以系膜连于腹后壁，故又称为系膜小肠。

1．十二指肠

十二指肠是小肠的起始，长度相当于本人12个手指的指幅宽度，约25~30厘米。它位于上腹部略偏右侧，大部分以结缔组织连于腹后壁，全长呈向左上方开口的"C"字形，包绕胰头，可分为上部、降部和下部。

（1）上部 此部甚短，约在第1腰椎的右侧，起于胃的幽门，向右上行到胆囊颈处，急转向下，移行于降部。上部肠壁薄而肠腔较大，黏膜平滑无皱襞，用X线透视，呈边缘光滑的三角形或卵圆形阴影，故又称十二指肠球部。十二指肠溃疡多发生于此。

(2) 降部 沿第 1~3 腰椎体右侧下行，至第 3 腰椎体下缘处，约呈直角向左，移行于下部。降部的内侧壁黏膜上有一纵行皱襞，其下端呈乳头状凸起，叫十二指肠乳头。头顶有一小孔，是胆总管和胰管的共同开口，胆汁和胰液即由此流入十二指肠。从中切牙至十二指肠乳头的距离，约为 75 厘米，可作为插放十二指肠引流管深度的参考。

(3) 下部 自右向左横过脊柱的前方，上行至第 2 腰椎体的左侧，向前下方形成十二指肠空肠曲，续于空肠。在十二指肠空肠曲和横结肠系膜部之间，有腹膜和少量平滑肌纤维形成的小皱襞，叫十二指肠悬韧带，它是确认空肠起点的重要标志。

2. 空肠和回肠

空肠和回肠是一条连续的肠管，两者之间无明显的界限，除起始部和末端较固定外，其他部分皆以宽大的肠系膜连于腹后壁，故活动性很大。空肠起于十二指肠空肠曲，约占空肠、回肠全长的 2/5，主要位于左腰部和脐部。肠壁较厚而管径较大，血管丰富，因而颜色较红润。其黏膜面有高而密的环形皱襞，仔细观察还可看到密集的细小绒毛。黏膜内有许多散布的淋巴孤结。空肠向下是回肠。回肠约占空回肠全长的 3/5，主要位于脐部和右腹股沟部，还有一些肠襻位于盆腔内。回肠肠壁较薄而管径较小，颜色淡红，其黏膜面的环形皱襞低疏而不完整，绒毛少而短小。黏膜内除有淋巴孤结外，还有长椭圆形或片状的淋巴集结。患肠伤寒症时，淋巴集结常为发炎的中心，易发生溃疡、出血或穿孔。回肠末端在右髂窝处，向右经回盲结肠口通大肠。

3. 小肠的功能

小肠的主要功能是分泌小肠液，参与消化吸收；通过分解运动使食糜和消化液充分混合；通过蠕动把食糜向大肠方向推动。

四、大肠的形态结构和功能

大肠是消化管最后一段肠管,在右髂窝以盲肠起始,末端止于肛门,全长约1.5米,于腹腔内围绕在空回肠周围。根据大肠的位置和特点,可将其分为盲肠(包括阑尾)、结肠和直肠三部分。

1. 大肠

大肠(除阑尾、直肠外)在外观上与小肠有显著的不同,其主要特征是:在肠管表面,可见有三条纵带,叫结肠带,系由纵行肌层集中增厚而成。各结肠带间有横沟分隔肠壁,形成许多囊状隆起,叫结肠袋。在结肠带附近,有许多大小不等的黄色的脂肪小凸起,叫肠脂垂,它由浆膜下脂肪组织集聚而成。这些特征可作为辨别大小肠的标志。

(1) 盲肠 呈囊袋状,一般位于右髂窝内,以膨大的盲端起始,向上延续为升结肠。在盲肠与升结肠相移行处的左壁上有回肠末端的开口,叫回盲结肠口。此口为横行皱襞,口缘黏膜向大肠内突出,形成上、下两片唇形皱襞,叫结肠瓣。结肠瓣具有延缓小肠内容物进入大肠和防止大肠内容物逆流入小肠的作用。

(2) 阑尾 是一条细长的盲管,一般长约5~7厘米,起端开口于盲肠下后内侧壁,其开口处有一不明显的阑尾瓣,可防止粪块进入阑尾腔内。阑尾末端游离于腹腔内,活动范围较大,位置因人而异。其游离端常越过盆缘进入盆腔。阑尾的根部(起端)位置较恒定,三条结肠带向下都延伸到阑尾根部,在进行阑尾手术时,可作为寻找阑尾的标志。阑尾根部的体表右髂前上棘到脐连线的外、中1/3交点处称为麦克勃尼点,得阑尾炎时此点可有压痛。

2. 结肠

结肠是介于盲肠和直肠之间的部分,按其位置和形态分为升结肠、横结肠、降结肠和乙状结肠。升结肠在右髂窝内,起于盲肠，沿腹后壁右侧上升，至肝右叶下方，呈锐角转向左前下方，移行于横结肠。在升结肠、横结肠移行处所形成的弯曲称为结肠右曲（肝曲）。升结肠前面和两侧皆被覆膜，后面借疏松结缔组织与腹后壁相连，故升结肠位置较固定。

3. 直肠

（1）直肠的位置及形态 直肠位于盆腔内，骶、尾骨的前方，上端平第3骶椎接续乙状结肠，下端穿过盆膈（由封闭小骨盆下口的肛提肌及其筋膜构成），终于肛门，全长约12～16厘米。直肠的行程并非笔直，上段与骶骨盆面的曲度一致，形成一凸向后的弯曲，叫直肠骶曲；下段绕尾骨尖弯向后下方，形成一凸向后的弯曲，叫直肠会阴曲。在进行乙状结肠镜检查时，应顺着弯曲将镜插入，以免损伤肠壁。在盆腔内，直肠的膨大部分叫直肠壶腹，在盆膈以下，直肠缩窄成管状，叫肛管。

直肠在盆腔内的毗邻关系男女不同，男性的直肠前方有膀胱、前列腺、精囊腺等；女性的直肠前方有子宫及阴道。临床指诊时，可触知前列腺、精囊腺、子宫及阴道的一些情况。

（2）直肠的构造 直肠黏膜形成2～3条半月形的横行皱襞，叫直肠横襞，其中位于右前壁的一条大而恒定，约相当于腹膜返折的水平高度，在确定直肠肿瘤与腹膜腔的位置关系时，常以此横襞作为标志。直肠下段近肛管处，黏膜形成6～10条纵行皱襞，叫直肠柱（肛柱）。各直肠柱下端之间，互相以一半月形小皱襞相连，这些小皱襞叫直肠瓣（肛瓣）。直肠瓣与相邻直肠柱下端之间，有凹向上的小隐窝为直肠窦（肛窦）。窦内常积有粪便，易发生感染，引起肛窦炎，严重时可穿透肠壁，导致直肠周围脓肿。各直肠柱的下端和直肠瓣的根部，连成一锯齿形的环形线，叫齿状线。齿状线是皮肤和黏膜的分界线，由肛门内括约肌紧缩而成。肛门内括约肌的外围和下方，围有肛门外括约肌。此肌为横纹肌，可随意括约肛门，控制排便。

4. 大肠的功能

大肠的主要功能是吸收水分,并作为消化后物质的暂时储存所。它通过运动把大便排出体外。

五、主要营养物质的消化吸收和代谢废物的排泄

机体在新陈代谢过程中,不仅需要和环境进行气体交换,还必须不断从外界摄取营养物质,作为从事劳动和维持体温的能量来源,并为修补、生长和生殖提供重建和新建的原料。

消化和吸收是紧密联系的两个过程。食物在消化道内的分解过程叫做消化;食物经过消化后,透过消化管壁进入血液循环的过程称为吸收。

人体的营养物质主要来源于食物。食物中的营养成分除了维生素、水和无机盐可以直接被吸收以外,主要的营养物质,如蛋白质、脂肪和糖类,都是结构复杂的大分子物质,不能被机体直接吸收和利用,必须先在消化道内加工分解,成为结构简单的小分子物质后才能透过消化道的上皮细胞,进入血液循环,供给组织细胞利用。

1. 水的吸收

人每天喝水约1 500毫升,连同各种消化液中的水分,总量可达到8 000毫升,这样大量的水分,除了在粪便中排出少部分外,绝大部分在消化道被吸收。

水的吸收主要在小肠,大肠主要是继续吸收通过小肠以后剩余的水分。

小肠吸收水分的主要方法是渗透,小肠本身在吸收其他营养物质时所产生的渗透压是促使水分吸收的极其重要的因素,其他任何溶质的吸收,也都随水分渗透进入上皮细胞。

2. 无机盐的吸收

在这里主要介绍钠、铁、钙三种无机盐的吸收。

(1) 钠　钠主要在空肠中吸收。空肠的吸收率最高,回肠中较低，结肠中最低。钠的主动转运在小肠营养物质的吸收中起着极其重要的作用。

（2）铁　每日膳食中平均含铁量约为10毫克。成年男性大约吸收其中的0.5～1.0毫克，女性约吸收其中的1.0～1.5毫克。铁的吸收与肌体对铁的需要有关。维生素C能将高铁还原为亚铁而促进吸收。胃酸也有促进吸收铁的作用。铁的吸收部位主要在小肠上段，在十二指肠的吸收最快，肠系膜吸收铁的含量取决于黏膜细胞内铁的含量。

（3）钙　整个小肠都能吸收钙，但以十二指肠的吸收最为迅速。钙的吸收是通过主动转运进行的。只有离子化状态的钙才能被吸收。脂肪食物能促进钙的吸收。

3. 糖的吸收

食物中最主要的糖类是淀粉和糖原。糖类只有分解成单糖时才能被吸收。肠管中的主要单糖是葡萄糖，此外还有数量不等的半乳糖和果糖。小肠对单糖的吸收非常迅速，主要吸收部位在十二指肠和上段空肠；葡萄糖的吸收不受血糖水平的影响，整个小肠吸收葡萄糖的能力极强。

4. 蛋白质的吸收

除食物中的蛋白质外，每日分泌的消化液中大约含有10～30克的蛋白质，消化道的脱落细胞约含有25克蛋白质，这些蛋白质都在小肠内分解成氨基酸被消化吸收。

正常情况下，蛋白质消化产物几乎不在胃中吸收，或者吸收极少。真正吸收蛋白质产物的部位是在小肠，尤其是在小肠上部。当食物到达小肠末端时，氨基酸已被全部吸收。

5. 脂肪的吸收

脂肪的吸收是从十二指肠开始的。脂肪在消化后，主要形成甘油、自由脂肪酸和甘油一酯，此外还有少量的甘油二酯和甘油三酯。

脂肪的吸收有淋巴和血液两条途径。多数短链、中链脂肪酸以及甘油，吸收后扩散进入毛细血管，再经过门静脉到达肝脏；乳糜微粒和多数的长链氨基酸则取淋巴途径间接地进入血液。

由于膳食中的动物、植物油中含有碳原子15个以上的长链很多，所以，脂肪的吸收途径仍然以淋巴吸收为主。

6. 维生素的吸收

（1）水溶性维生素的吸收　水溶性维生素的化学结构差别很大，包括比较简单的维生素C（分子量176）到结构复杂的维生素B_{12}（分子量超过1 300）。除维生素B_{12}以外，水溶性维生素都以简单扩散的方式被肠黏膜所吸收。

（2）脂溶性维生素的吸收　脂溶性维生素包括维生素A、D、E、K。由于它们可以溶解于脂类，其吸收机理和脂肪相似，即通过简单扩散被肠系膜吸收。

7. 代谢废物的排泄

人体代谢废物的排泄主要通过肠道以粪便的形式排出。在饮食过程中摄取的有害物质，食物消化吸收后的残渣和组织器官功能活动所产生的代谢废物均由肠道最终排泄。

【本章习题】

1. 试述运动系统的组成和功能。

2. 试述解剖学所采用的标准姿势是什么？简要回答下列解剖学常用方位术语：上、下；前、后；内、外；深、浅；内侧、外侧；矢状面（纵切面）；横切面（水平面）；额断面（冠状面）。

3. 试述下列穴位在项、背和腰部的定位标志：风府、风池、大椎、命门。

4. 试述下列穴位在胸部的定位标志：天突、中府、膻中、鸠尾。

5. 试述下列穴位在腹部的定位标志：中脘、天枢、关元、气海、中极、章门。

6. 试述下列穴位在头颈部的定位标志：迎香、听宫、颊车、睛明、耳门、听会、下关。

7. 试述下列穴位在四肢部的定位标志：肩髃、尺泽、曲池、外关、内关、列缺、合谷、风市、足三里、阳陵泉、阴陵泉、三阴交、委中。

8. 简述肌的活动是采取哪三种肌骨杠杆的形式进行的？

9. 体表的动脉、静脉各有哪些？

10. 指出常见动脉的体表标志、摸脉点和止血点。

11. 请论述神经系统的基本功能和组成。

12. 简述皮肤的生理功能。皮肤的附属器有哪些？皮肤是如何再生和修复的？

13. 简述消化系统的组成和功能。

14. 大肠、小肠和胃的功能各是什么？

15. 何谓消化？何谓吸收？主要营养物质的消化吸收过程包括哪些？

16. 人体的骨骼分为哪几部分，共多少种？

17. 人体内的肌组织，依其形态构造、分布及功能特点可区分为哪几种？肌的基本类型有几种？

18. 简述心血管系统的组成及主要功能。

第三章

中医基础知识

本章主要介绍和保健刮痧关系密切的中医基础知识，重点掌握五脏六腑生理功能和五脏与六腑之间的内在联系，了解中医学的以下基本特点：整体观念和辨证论治以及中医学强调预防为主，主张"不治已病治未病"，遵循主次缓急、重视整体脏腑气血的功能，因人因时因地制宜的原则。

第一节 中医脏腑基础知识

中医学是研究人体生理、病理，以及疾病的诊断和防治等理论的一门科学，它有独特的理论体系和丰富的临床经验。它是以阴阳五行学说、整体观念作为主导思想，以脏腑经络的生理、病理为理论基础，以辨证论治为诊疗特点的医学理论体系。

整体观念的整体就是统一性、完整性。中医学认为人体是个有机的整体，人与自然界也是一个有机的整体。这种机体自身的整体性、内外环境的统一性的思想称为整体观念。

辨证论治的证是指病证，是机体在疾病发展过程中某一阶段的病理概括。将望、闻、问、切所收集的资料、症状和体征，通过分析、综合，辨清疾病的原因、性质、部位，以及邪正之间的关系，概括判断为某种性质的证，最后确定相应的治疗方法,这个过程就叫辨证论治。它是指导临床诊治疾病的基本法则。

一、脏腑的名称与分类

1. 脏腑的定义

脏,古作臟,又作藏。有两种含义,一是指藏于体内的脏器,二是指五脏主储藏精气。腑,古作府,有府库之意。腑多为中空器官,多与饮食物的储藏消化有关。脏腑是人体内脏的总称。

2. 脏腑的分类

按照脏腑生理功能的特点,可以分为脏、腑、奇恒之腑三大类。五脏即心、肺、脾、肝、肾。六腑即胆、胃、大肠、小肠、三焦、膀胱。奇恒之腑即脑、髓、骨、脉、胆、女子胞(子宫)。

3. 脏腑的生理功能特点

五脏的生理特点是化生和储藏精气。人体的各种精微物质如精、气、血、津液等,均由五脏化生并储藏于五脏,并且越充满越好,不能过度耗散,古称"藏而不泻","满而不实",是指五脏内充满精气,但不能传化水谷。

六腑的功能特点是受承和传化水谷,泻而不藏。人体摄入饮食物,在吸收水谷精微后,糟粕排泄到人体外,称为"泻而不藏"。

奇恒之腑在形态上、生理功能上均有异于六腑,虽是中空器官,但不与水谷直接接触,并且还具有类似于脏的藏精气的作用,"藏而不泻",因而称为"奇恒之腑"。

二、五脏的生理功能

1. 心

心位于胸腔之内、横膈之上,为神之居,血之主,脉之宗。在五行属火,与小肠相表里。心与夏气相通。

(1) 主血脉 心主血脉,指心脏推动血液在经脉内运行的生理功能。心脏不停地跳动，通过经脉把血液输送到全身各脏腑、组织、器官，发挥其滋养作用，以维持人体正常的生命活动。因此，心脏的正常搏动，具有十分重要的作用。

(2) 心主神志　即是心主神明，或称之藏神。神有广义、狭义之分。广义的神指人体生命活动的外在表现，它可以通过人的眼神、表情、语言、动作等反映于外，又称为"元神"，是中医望诊的重要内容；狭义的神是指人的精神、意识和思维活动。心主神志，即指狭义的神。

心主神志的生理功能正常，则精神振奋，神志清晰，思维敏捷，对外界信息的反应灵敏。反之，则可出现精神异常，失眠，多梦，神志不宁，甚至谵妄；或出现反应迟钝，健忘，精神萎顿，昏迷等。

(3) 心的在志、在液、在体、在窍　中医学认为人体对外界信息所引起的情志变化，是由五脏精气所化生，而把喜、怒、思、悲、恐五种情志活动称作五志，分属于五脏。

1) 在志为喜　是指心的生理功能与精神情志活动与"喜"有关。喜属于良性刺激，有益于心主血脉的生理功能。心主神志的功能过亢，则使人喜笑不休；心主神志的功能不收，易使人悲伤。

2) 在液为汗　由于汗为津液所化生，血与津液同出一源，故有"汗血同源"之说。而血为心所主，故有"汗为心之液"之称。心气虚损则有自汗，心的阳气暴脱，可见大汗淋漓；反之，汗出过多，也可损伤心阳。

3) 在体合脉，其华在面　在体合脉指全身的血脉统属于心；其华在面指心的生理功能正常与否，可以在面部的色泽变化上反映出来。心气旺盛，血脉充盈，面部红润有光泽；心气不足，则面色晦暗；心血亏虚则面色无华，心血瘀阻则面色青紫。

4) 在窍为舌　舌的味觉功能及能否正确地表达语言，有赖于心主血脉和心主神志的生理功能。如果心的生理功能正常，则舌体红活荣润，柔软灵活，味觉灵敏，语言流利；反之则可导致味觉改变和舌强语塞等。

心包络简称心包，是包在心脏外面的包膜，具有保护心脏的作用。中医学认为，外邪侵犯于心，首先心包络受病。温病学中，将外感热病出现的神昏、谵语等症称之为"热入心包"。

2. 肺

肺位于胸腔，居五脏之高位，故为五脏之华盖。因肺叶娇嫩，不耐寒热，易被邪气侵犯，故又称"娇脏"。肺为魄之处，气之主，在五行属金。手太阴肺经与手阳明大肠经相互络属于肺与大肠，故肺与大肠为表里。肺与秋气相应。

(1) 主气，司呼吸　肺主气主要指肺主一身之气和呼吸之气两方面。

肺主呼吸之气，指肺是体内外进行气体交换的场所，通过肺的呼吸，吸入自然界的清气，呼出体内浊气，吐故纳新，促进着气的生成，调节着气的升降出入，从而维持人体新陈代谢的顺利进行。

主一身之气，指肺有主持、调节全身各脏腑经络之气的作用。肺吸入清气，与脾胃运化的水谷精微之气相结合形成宗气，所以说肺主一身之气，首先体现在宗气的生成方面。其次，肺主一身之气，还体现在肺能调节全身的气机。肺有节律地一呼一吸，对全身之气的升降出入运动起着重要的调节作用。

(2) 主宣发和肃降　宣发是宣布、发散，也就是肺气向上的升宣和向外的布散。肃降是清肃、清洁和下降，也就是肺气向下的通降和呼吸道保持洁净的作用。

肺主宣发，一是通过肺的气化，排出体内的浊气；二是将脾所转输的津液和水谷精微布散到全身；三是宣发卫气，将卫气布散于皮毛、周身，以发挥其抵御外邪、调节腠理开合、排出汗液的功能。如果肺宣发的功能异常，则可出现胸闷、咳喘、鼻塞、无汗或自汗等现象。

肺主肃降，一是吸入自然界的清气；二是向下布散水谷精微，并可将代谢后的液体产物下输膀胱，排出体外，肃降作用还有利于大肠传导糟粕；三是肃清呼吸道内的痰浊等异物，保持呼吸道的洁净通畅。肺的肃降功能失常，可见呼吸表浅、水肿、咳痰、及大便困难等。

（3）通调水道　肺的宣发、肃降对体内水液的输送、运行和排泄起着疏通和调节的作用。肺的宣发作用可以将人体的津液布散到周身皮毛，同时能司腠理开合，调节汗液的排泄；肺的肃降可使体内水液向下输布，经肾和膀胱的气化，生成尿液排出体外。如果肺的通调水道作用异常，则使水液停聚体内而形成痰饮，甚则水肿。

（4）朝百脉，主治节　肺朝百脉，指全身的气血经过经脉聚合于肺。一方面通过肺的呼吸，进行气体交换，然后再输布到全身。另一方面肺气可以辅助心脏，推动血液的运行。

肺主治节，指肺具有辅佐心脏，对全身进行治理调节的作用，体现在以下四方面：治理和调节呼吸运动；调节全身气机的升降出入运动；调节和推动血液的运行；治理和调节水液代谢，即津液的输布、运行和排泄。

（5）肺的在志、在液、在体和在窍

1）在志为忧　忧和悲对人体的影响大致相同，因而忧和悲同属肺志。忧、悲能消耗人体之气，由于肺主气，所以忧、悲易于伤肺。肺虚时，机体对非良性刺激的耐受性会下降，易产生忧、悲的情绪。

2）在液为涕　涕有润泽鼻窍、抵御外邪、利于呼吸的功能。正常情况下涕润泽鼻窍而不外流。若风寒犯肺，则鼻流清涕；风热犯肺，则鼻流黄浊；燥邪伤肺，则鼻干无涕。

3）在体合皮，其华在毛　肺气宣发，将卫气、津液、水谷精微输布到体表，温养肌肤，润泽皮毛。同时皮毛也有宣肺气、助呼吸的作用。

4）在窍为鼻　鼻与咽喉相通于肺。鼻和喉都是呼吸的门户，所以说"鼻为肺之窍"。外邪袭肺，多从鼻喉而入，肺的病变也多见鼻喉症候，如鼻塞、流涕、喉痒等。

3. 脾

脾位于中焦，在膈之下。足太阴脾经与足阳明胃经相互络属于脾胃，脾和胃互为表里。脾在五行中属土，脾的特性是喜燥而恶湿，脾与长夏相应。

（1）主运化　脾具有消化吸收饮食中的水谷精微，并将其转输至全身的生理功能。脾的运化功能可分为运化水谷和运化水液两个方面。

运化水谷，即是对饮食物的消化、吸收和布散。在胃及小肠内的食物必须靠脾的运化功能才能转化为水谷精微。脾通过转输和散精功能，将水谷精微布散至全身。脾运化水谷的功能有赖于脾气，脾气强健，水谷精微得以消化吸收，人体各脏腑器官得以滋养，进行正常的生理活动。若脾气虚弱，运化水谷的能力减退，消化吸收功能失常，则可见腹胀、便溏、食欲不振，以至倦怠，消瘦和气血生化不足等症，所以说"脾为后天之本，气血生化之源"。

运化水液，是指脾具有对水液的吸收、转输和布散功能。水液饮入于胃，需经脾的运化转输，气化成津液，布达周身，营养濡润脏腑组织器官。代谢后的水液也要经过脾的转输，到达肺、肾，最后化为汗、尿等排出体外，以维持人体正常的水液代谢。脾气旺盛，运化水液功能正常，才没有水湿、痰饮等病理产生；反之，则水液代谢产生障碍，水液停滞于局部，则可产生痰饮、湿浊、水肿等病变。

（2）主升清　升，即上升；清，是指水谷精微等营养物质。脾主升清，是指脾具有把水谷精微上输于头目、心、肺及维持人体脏器位置恒定的功能。水谷精微通过脾的升清功能，上输头目心肺，滋养清窍，并通过心肺作用生化气血，营养周身。脾的升清作用，能使支持固定内脏的肌肉、韧带等得到水谷精微的充养，强健有力，而保持内脏的位置相对恒定，如果脾的升清功能失常，则清窍失养，面色无华，头目眩晕；清阳不升，水谷并走大肠，则出现腹胀，泄泻等症；如果脾不升清反而下陷，则导致胃下垂、子宫下垂、脱肛等，中医学称为"中气下陷"。

（3）主统血　统，是统摄、控制的意思。脾主统血是指，脾具有统摄血液在经脉内运行、防止逸出脉外的功能。脾统血的功能，实际上全依赖于脾气的固摄作用。脾气健旺，才能统摄有权；反之，脾运化功能减退，气血亏虚，气的固摄作用减退，可导致出血。临床上常将便血、尿血、崩漏等称作脾不统血。

（4）脾的在志、在液、在体和在窍

1）在志为思　正常思考问题对人体无不良影响，但思虑过度，就会影响气的正常运行，导致气滞和气结。思虑伤脾，脾的运化失常，导致纳呆、腹胀、食欲不振等症，即所谓"思则气结"。

2）在液为涎　涎是唾液中较清稀的部分，具有保护、湿润口腔，促进食物消化的作用。正常情况下，涎上行于口，不溢于口外。若脾胃不和，则涎液分泌增加，出现口涎自出的现象。

3）在体合肌肉　主四肢。脾胃为气血生化之源，脾胃健运，气血充盛，四肢、肌肉得以濡养，才能健壮有力，所以说脾主肌肉、主四肢。若脾失健运，则肌肉瘦削，软弱无力，甚至萎弱不用，所以临床上有"治痿独取阳明"的理论。

4）在窍为口，其华在唇　人的饮食口味与脾的运化功能相关。脾气强健，则饮食口味正常；脾失健运，可出现口淡无味、口腻、口甜等症。口唇的色泽与全身气血充盈有关，脾气健运，则口唇红润，反之则见口唇色淡无华。

4. 肝

肝位于腹部，横膈之下，右胁之内。肝为魂之处，血之藏，筋之宗。肝在五行中属木，主动，主升，与春气相应。肝性喜条达而恶抑郁。肝与胆互为表里。

(1) 主疏泄　泛指肝脏具有疏通、宣泄、条达升发的生理功能。具体表现在以下四个方面：

1) 调畅气机　气机即气的升降出入运动。机体的脏腑、经络、器官等的活动，体内新陈代谢的正常进行，均有赖于气的升降出入运动。肝的疏泄功能，对气的这种运动有着十分重要的疏通调节作用。肝的疏泄功能正常，则人体气机调畅，气血调和，各脏腑组织器官功能正常。若肝的疏泄功能减退，导致气机不畅，则出现两乳、胸胁胀痛；若肝的疏泄功能太过，肝气亢奋，会出现头痛、头胀、面红目赤、心烦易怒等症状。

2) 通利气血水　人体血液的运行和津液的疏布代谢也有赖于气的升降出入运动。肝主疏泄，调畅气机。气机调畅，则血、津液运行通利；反之，气机郁结，导致血行障碍，形成血瘀或肿块，或为妇女经行不畅，经闭。如果津液输布障碍，还可产生痰、水等病理产物。

3) 促进脾胃的运化功能　肝的疏泄功能调节脾的升清与胃的降浊。脾胃升清降浊有序，饮食物才能得以正常的消化吸收和排泄。如果肝的疏泄功能异常，影响了脾的升清功能，则上为眩晕，下为飧泄；影响了胃的降浊功能，则出现呃逆嗳气、脘腹胀满、便秘等症。肝的疏泄作用有助于脾胃的运化功能，还体现在胆汁的分泌与排泄上。胆汁由肝之余气积聚而成，受肝主疏泄功能的调节和控制。肝气郁结，影响胆汁的分泌与排泄，而出现黄疸病症。

4) 调畅情志　人的情志活动，有赖于气血的正常运行，而气血的运行有赖于肝的疏泄功能的调节。如果肝的疏泄功能失常，肝气升发太过，则见急躁易怒，头胀、头痛等症；如果肝的疏泄功能不及，肝气郁结，则见情绪低沉、多疑善感等症。

此外妇女的排卵和月经来潮，男子的排精等也与肝的疏泄功能有着密切的关系。

(2) 主藏血　肝藏血是指肝脏具有储藏血液、调节血量的生理功能。人体各脏腑组织器官的血量是随着人的机能状态及外环境的影响而变化的，肝脏在血量分配方面起着重要的调节作用。肝藏血，以滋养各个脏腑组织器官，使其发挥正常的生理作用，故中医学称"肝为血海"。同时，肝藏血对防止出血，制约肝阳，及妇女月经的排泄也有重要意义。如果肝血虚少，血不养目，可见目暗昏花，两目干涩，夜盲；血不荣筋，可见筋脉拘急，麻木；血海空虚，妇女月经量少，闭经。

(3) 肝的在志、在液、在体和在窍

1) 在志为怒　怒为一种不良情志刺激，可使气血上逆，阳气升越，伤肝，导致疏泄失常，肝气亢奋，血随气涌，可见面红目赤，心烦易怒，甚则吐血，衄血。反之，如果肝失疏泄，也会导致情志失常，表现为情绪不稳，心烦易怒。

2) 在液为泪　肝开窍于目，泪从目出，故泪与肝的关系密切。如果肝的阴血不足，则两目干涩；肝经风热，可见两目红赤等。

3) 在体合筋，其华在爪　筋为筋膜，能支配肢体关节的屈伸运动。筋膜有赖于肝血的滋养，才能强健有力而灵活。若肝血虚少，血不养筋，则可见肢体麻木，屈伸不利等。中医认为，筋延伸到体外的部分为爪，爪甲的荣枯，可反映肝血的盛衰。肝血充足，爪甲坚韧明亮，红润光泽；若肝血不足，则爪甲脆薄、色枯。

4) 在窍为目　肝的经筋上联于目系，目的视力有赖于肝气的疏泄和肝血的滋养，故有"肝开窍于目"一说。若肝血不足，则两目干涩，视物不清或夜盲；肝火上炎，则两目红肿热痛等。

5. 肾

肾位于腰部，脊柱两旁，左右各一。肾藏有"先天之精"，为脏腑阴阳之本，生命之源，故称肾为"先天之本"。肾在五行属水。肾与冬气相应，与膀胱互为表里。

(1) 肾藏精，主生长、发育与生殖

1) 肾藏精　指肾对于精气具有闭藏作用。肾所藏的精包括"先天之精"和部分"后天之精"两部分。

先天之精来源于父母，是禀受于父母的生殖之精。它与生俱来，是构成胚胎发育的原始物质。人出生后，这种精藏于肾，成为繁衍下一代的物质基础，故称为"先天之精"。

后天之精来源于脾胃，是人体出生后通过脾胃的运化功能从饮食物中摄取而来的精微物质。它是维持人体脏腑组织器官功能的物质基础，故又称之为"脏腑之精"。

肾中精气的盛衰决定着人体的生长、发育和生殖。

2) 肾主生殖　生殖即生育繁殖。中医认为，生殖与肾的关系极为密切。肾的精气是构成胚胎发育的原始物质，又是促进生殖机能成熟的物质基础。人体从幼年开始肾的精气就逐渐充盛，到了青春期，肾的精气进一步充盛，促使人的生殖器官发育成熟，男子出现排精，女子出现月经，从而具备了生殖能力并维持到一定年龄。从中年进入老年，肾中精气逐渐衰竭，生殖能力逐渐丧失。

3) 促进生长发育　人的整个生长、发育过程，由肾中精气的盛衰调节。幼年时，肾中精气逐渐充盛，生长发育迅速，出现了齿更发长的生理变化。青壮年时，肾中精气更加强盛，不仅具备了生殖能力，而且肌肉丰满，筋骨强劲，处于最强壮时期。老年时，肾中精气开始衰减，形体逐渐衰老，不仅生殖机能丧失，而且发鬓斑白，耳聋眼花。可以看出，人的整个生命活动的生、长、壮、老、已的过程，就是肾中精气由弱到强，由盛转衰，直到消亡的过程。可见，肾中精气的盛衰，决定着人的生长、发育和生殖。如果肾的精气虚衰，幼年时期，可导致生长、发育迟缓、智力低下等病症；成年时期，可出现早衰或生殖机能异常等病症。

（2）肾主水液　肾主水液，主要是指肾中精气的气化功能对于维持体内津液代谢的平衡起着极为重要的调节作用。人体的津液代谢是一个复杂的生理过程，要通过肺、脾、肾、肝、三焦、膀胱等脏腑的协同作用才能完成。肾主水主要体现在两个方面：一是肾阳对全身参与水液代谢的脏腑的促进作用；二是肾升清降浊，并司膀胱的开合。如果肾中精气的蒸腾气化功能失常，可引起津液代谢障碍而发生小便不利、水肿等病理变化。

（3）肾主纳气　纳，为受纳、摄纳之意。肾主纳气，是指肾有摄纳肺所吸入清气的生理功能。人体的呼吸虽然由肺来主司，但与肾密切相关。具体表现为，由肺吸入的清气必须下达到肾，由肾来摄纳，才能保持呼吸运动的平稳和深沉。肾主纳气是肾的封藏作用在呼吸运动中的具体表现。如果肾的纳气功能减退，摄纳无力，则肺气上浮而不能下行，人体就可出现呼吸表浅，动则气喘，呼多吸少或呼吸困难等症，中医称为"肾不纳气"。

（4）肾的在志、在液、在体和在窍

1）在志为恐　恐是人们对事物惧怕的一种精神状态。惊与恐相似，但惊为不自知，事出意外而受惊吓；恐为自知，又称胆怯。惊与恐均为不良刺激，故有"惊则气下""恐则气乱"之说。惊恐虽然属肾，但总与心主神志相关。心藏神，神伤则心怯而恐。

2）在液为唾　唾为肾精所化，咽而不吐，有滋养肾中精气的作用。若唾多或久唾，则易耗伤肾中精气。所以，养生家以舌抵上腭，待津唾满口后，咽之以养肾精，称此法为"饮玉浆"。

3）在体合骨，主骨生髓，其华在发　骨为骨骼，骨要靠骨髓来充养。肾精与骨髓的关系是：肾精能够生髓，而髓能养骨，故称肾主骨。肾精充盛，骨髓生化有源，骨髓充足，骨骼得养，坚劲有力，耐久力而强劳作，牙齿坚固不易脱落。若肾精不足，骨髓空虚，骨骼失养，幼儿时可见生长发育迟缓、骨软无力，出现"五迟""五软"；成人会因骨质疏松痿软，而见腰膝酸软甚至足痿不能行走，中医称为"骨痿"。

髓，分为骨髓和脑髓。中医认为，脑为髓聚之处，故称"脑为髓海"。脑髓也有赖于肾精的充养。肾精充足，髓海满盈，则思维敏捷、耳聪目明、精神饱满。肾精亏虚则髓海不足，脑失所养，可见智力低下、思维迟缓、耳聋眼花等症。

齿，"齿为骨之余"，齿与骨同出一源。牙齿也由肾中精气所充养。肾中精气充沛，则牙齿坚固，不易脱落；肾中精气不足，则牙齿易于松动，甚至早期脱落。

发，即头发。"发为血之余"。肾其华在发，是指肾精能生血，血能生发。头发的营养虽来源于血，但生长根本在肾。幼年时，人肾气逐渐充盈，齿更发长；青年时，肾气强盛，头发浓密乌黑而有光泽；老年时，肾气逐渐衰减，头发花白脱落，失去光泽。临床上对于头发枯槁或过早脱发，都从肾而治。

4）在窍为耳及二阴　耳为听觉器官，能分辨各种声音。中医认为，耳的听觉功能与肾的精气盛衰有密切关系。肾精可以充养脑髓，肾精充足，髓海得养，则耳的听觉功能正常。若肾中精气虚衰，髓海空虚，则可见听力减退，或耳鸣、耳聋。

二阴，即前阴和后阴。前阴具有排尿及生殖机能。尿液的生成与排泄虽由膀胱所主，但要依赖于肾的气化功能才能完成。肾主水，司膀胱的开合，故排尿与肾关系十分密切。肾的气化功能失常，则可见排尿困难、癃闭；而肾的封藏不固，则可见尿频、遗尿、尿失禁。后阴即肛门，其功能是排泄糟粕，也与肾的功能有关。肾阳可以温脾阳，有利于水谷的运化；肾的阴精可濡润大肠，防止大便干结不通。如果肾的生理功能失常，则可导致大便异常。如果肾阳虚不能温脾阳，可导致脾运化功能失常，水谷并走大肠，可见五更泄泻；肾阴虚，大肠失润，可见大便秘结不通；肾虚，封藏不固，可见久泄、脱肛等症。

三、六腑的生理功能

1. 胆

胆与肝紧密相连，附于肝的短叶间。肝胆之间有经脉互相络属，互为表里。胆为中空的囊状器官，内藏胆汁。因其为中空器官，且胆汁适时排泄，故为六腑之一，又因为其内藏精汁，与六腑运化水谷，传导糟粕有别，故又属"奇恒之腑"。胆的生理功能主要有两方面：

（1）储藏和排泄胆汁　胆汁为肝之余气所化生。胆汁在肝内生成后，在肝的疏泄功能作用下，流入胆囊。在进食时，储藏于胆囊的胆汁又流入肠腔，以助消化。肝胆对消化的影响不仅表现在胆汁的生成和排泄上，还表现为肝胆的疏泄功能对脾胃升降的促进作用。只有肝胆的疏泄功能正常，胆汁的生成和排泄顺利，脾胃升降有序，饮食物消化吸收才能正常进行。如果肝胆的疏泄功能失常，胆汁不能正常生成和排泄，脾胃升降紊乱，则可见胁痛腹胀、食欲不振、恶心、呕吐；如果胆汁上逆，可见口苦、呕吐黄绿色苦水；如果胆汁外溢于肌肤，可见身、面、目俱黄的黄疸症。

（2）主决断，调节情志　胆的生理功能与人体情志活动密切相关，主要表现为对事物的决断（勇敢、胆怯）方面。若胆的功能失常，则会出现情志方面的变化，如果胆火过盛，则见口苦、烦躁易怒、胁痛等症。

2. 胃

胃位于人体横膈膜之下，上接食管，下连小肠。胃又称"胃脘"，分上、中、下三部，上部为上脘，包括贲门；下部为下脘，包括幽门；上下脘之间为中脘。其中贲门上接食管，幽门下连小肠。胃的生理功能主要有两方面：

（1）受纳、腐熟水谷　受纳，是接受和容纳的意思。胃主受纳，是指胃有接受和容纳饮食物的生理功能。饮食物入口，经过食道，到达于胃，由胃来容纳并停留一定的时间，以利于消化吸收，故称胃为"太仓""水谷之海"。

腐熟，是初步消化的意思。受纳于胃的水谷，在胃的不断蠕动和胃中阳气的蒸化下，使水谷变成食糜，有利于进一步消化吸收，这个过程，中医称之为腐熟。胃的腐熟功能是非常重要的，只有经过胃的腐熟，水谷才能游溢出精微物质，人的气血才能充盛，脏腑组织才能得以充养而发挥各自的生理功能，故又称胃为"水谷气血之海"。胃的受纳、腐熟功能失常，必会导致食物消化吸收障碍。如果胃火亢盛，腐熟功能亢进，则表现为吞酸嘈杂、消谷善饥等。如果胃的腐熟功能减退，可见胃脘部胀满疼痛、食欲不振，或饮食停滞等。

（2）主通降，以降为和　通降，即通利、下降的意思。胃主通降，是指胃有通利下降的生理功能及特性，以通降为正常。饮食物经过胃的受纳、腐熟并保留一定时间后，必须下降到小肠，泌别清浊。其清者，经脾的运化输布周身，浊者继续下降到小肠，形成糟粕排到体外。所以胃主通降的功能关系到饮食物的整个消化过程。此外，胃气主降和脾气主升的功能是相辅相成的。胃气主降，是饮食物及时下降到小肠，泌别清浊；脾气主升，及时把水谷精微输布周身。脾胃升降有序，纳运相宜，完成饮食物的消化吸收。胃的通降功能失常，中医称之为胃失、胃降及胃气上逆。胃失和胃降，可见脘腹胀满、口臭、大便秘结等症；胃气上逆，可见恶心、呕吐、嗳气、呃逆等症。

3. 小肠

小肠位于腹腔，其上端接幽门与胃相通，下端接阑门与大肠相连，迂回叠积于腹腔内。小肠的生理功能主要有两方面：

(1) 主受盛与化物　受盛，是接受、用器皿盛东西的意思；化物，即消化、转化饮食物。小肠的受盛功能主要体现为：一指经过胃初步腐熟的饮食物要适时下降到小肠，由小肠来承受；二指下降到小肠的饮食物要在小肠内停留一定时间，以便进一步充分消化和吸收。小肠的化物功能，实质是指将水谷精微物质经脾运化转输，以营养周身。若小肠的受盛功能失常，则可见腹胀疼痛；若化物功能失常，可见消化不良，腹泻便溏，甚至完谷不化等。

(2) 泌别清浊　泌，即分泌；别，即分别；清浊是指食物中的精微物质及糟粕，而糟粕包括食物残渣及废水。小肠的泌别清浊的功能具体表现为三方面：第一，由胃下降到小肠的饮食物在小肠"化物"功能的作用下，分为水谷精微及食物残渣两部分；第二，吸收水谷精微和津液，通过脾的运化功能，转输于心肺，并且布散于周身，以维持人体正常的生理功能；第三，泌别清浊后的糟粕，分为食物残渣及废水两部分，食物残渣下降到大肠，形成粪便排到体外，多余的水分则可气化生成尿液排出体外。若小肠泌别清浊失常，可见大便溏稀、小便短少等症。

由此可见，小肠在饮食物消化吸收中的作用是十分重要的，小肠的生理功能正常，则饮食物得以充分的消化吸收，清浊各走其道，故有"小肠主液"之说。

4. 大肠

大肠位于腹中，其上口通过阑门与小肠相接，其下端为肛门，又称"魄门"。中医把大肠分为回肠和广肠两部分。

大肠的主要生理功能是传导糟粕。饮食物在小肠泌别清浊后，其清者即水谷精微经脾转输到心肺，生成气血，布散周身；其浊者即糟粕，则下降到大肠，大肠将糟粕经过燥化变成粪便排到体外。

大肠的传导功能是胃的降浊功能的体现，同时也与肺的肃降功能密切相关。肺气的肃降，可推动糟粕下行，有利于大肠的传导。大肠在传导糟粕的同时，还能同时吸收部分水分，因此又有"大肠主津"之说。如果大肠液亏，肠道失润，则大便干结；如果湿热蕴结大肠，可见腹痛、里急后重、下利脓血。

5. 膀胱

膀胱位于小腹部，为囊性器官，上通于肾，下连尿道与外界直接相通。膀胱的主要生理功能为储尿和排尿，它是参与津液代谢的重要器官。摄入到人体内的水液，经过肺、脾、肾、三焦等脏腑的气化作用，敷布周身，濡养脏腑组织，维持全身机能。代谢后的部分水液，又经过这些脏腑的气化作用，下输到膀胱，生成尿液，排到体外，从而维持着全身津液代谢的平衡。

膀胱的储尿和排尿功能全有赖于肾的气化作用和固摄作用的协调。肾对膀胱储尿、排尿功能的影响体现在两个方面：一方面，尿液的生成和排泄，主要靠肾的气化功能。只有肾的气化功能正常，尿液才能得以正常生成和排泄；另一方面，尿液的储存，主要靠肾气固摄作用的调节，只有肾中精气充足，固摄功能正常，膀胱才能发挥正常的储尿功能。只有肾的气化功能和固摄作用的协调有序，膀胱才能开合有度，尿液才能得以正常储存和排泄。

6. 三焦

三焦为六腑之一，有人认为其在脏腑中最大，又与五脏没有直接的阴阳表里关系，故称"孤腑"。一般认为，三焦包括上、中、下三部。上焦包括心肺，中焦包括脾胃，下焦包括肾、膀胱、大小肠等。其生理功能有：

(1) 主持诸气，总司全身的气机和气化　所谓诸气，是指全身各种各样的气,如脏腑之气、经络之气、营卫之气等。气机,泛指气的升降出入运动。气化,指精、气、血、津液之间的互相生化。因三焦是气的升降出入运动的通路,也是人体各种物质互相化生的场所,所以能总司全身的气机和气化。三焦之所以能有如此重要的作用,主要是本身通行人的元气。元气,是由肾精所化生的最根本、最重要的一种气,是人体生命活动的原动力,它能够推动人体的生长发育,调理各脏腑组织器官的生理功能。所以说,三焦是人体之气升降出入的道路,人体之气,是通过三焦而布散于五脏六腑,充沛于周身。

(2) 为水液运行的道路 三焦具有疏通水道、运行水液的生理功能,是水液升降出入的通路。人体的津液代谢虽然是由肺、脾、肾、膀胱等脏腑的协同作用来完成的,但必须以三焦为通路,津液代谢才得以正常运行。如果三焦气化功能失常,水道不畅,必然会引起津液代谢失常,出现尿少、痰饮、水肿等病理现象。

三焦的以上两个方面的生理功能是互相关联的,因为水液的运化要依赖于气的升降出入运动,而人体之气也只能依附于津液与血才得以正常运行。

第二节 经络和腧穴基础知识

一、经络、腧穴的概念

1. 经络

经络是人体内运行气血、联络脏腑肢节、沟通表里内外,并能调节人体各部功能活动的通路。经,有路径的含义,是经络系统的主干;络,有网络之意,是经脉分出的细小分支。经脉贯通上下,沟通内外;络脉纵横交错,遍布全身。经脉行于人体深部,络脉则行于人体较浅部位。经络将人体连接成一个有机的整体。

2. 腧穴

腧穴是人体脏腑之气血输注于体表的特殊部位。腧，有转输之意；穴，即孔隙的意思。腧穴是人体疾病的反应点，又是针灸施术的部位。

二、经络的组成

经络系统是由经脉、络脉组成。经脉由十二经脉和奇经八脉组成，包括十二经别、十二经筋和十二皮部；络脉有十五络、孙络、浮络。其组成如图3—1所示。

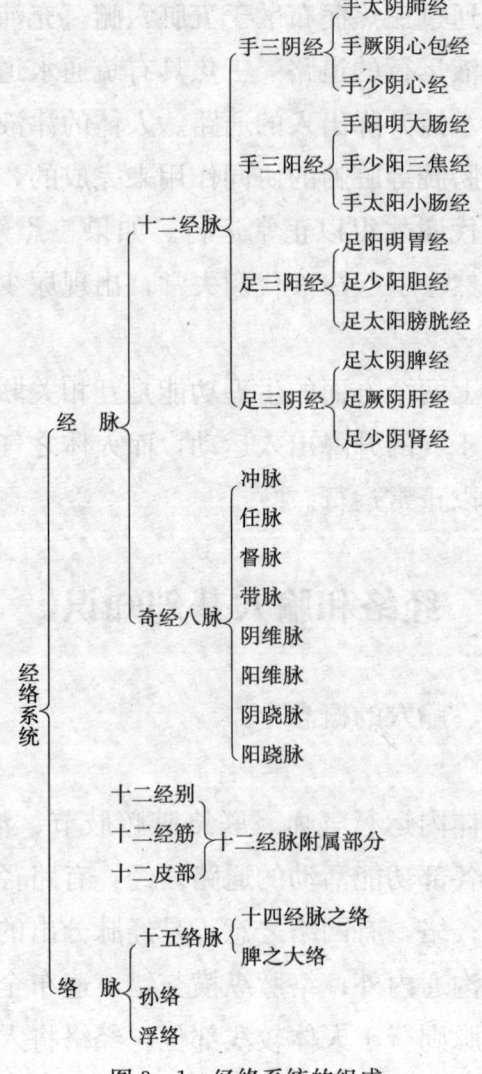

图3—1 经络系统的组成

三、经络的功能

1. 沟通脏腑，联络肢节

经络内属于脏腑，外络肢节，将人体的五脏六腑、四肢百骸、五官九窍、皮肉筋骨等连成一个有机的整体。十二经脉各属一脏或一腑，它们之间的络属关系加强了脏腑之间的联系；五官九窍通过经脉与脏腑联系起来；十二经脉循行全身将经脉之气聚于筋肉关节，布散于皮部，将皮肤、四肢筋肉与脏腑联系起来。十二经脉按照一定的流注次序及衔接规律相互联系，并通过特定穴位与奇经八脉沟通，加强了经脉之间的联系，形成了一个纵横交错、遍布全身的网络。

2. 运行气血，抗御外邪

《灵枢·本脏》说："经脉者，所以行血气而营阴阳，濡筋骨，利关节者也……"气血是维持人体生命活动的物质基础，人体要想维持正常的生理活动，必须要有气血对全身各个器官的濡养滋润，而经络就是运行气血的通路，它能将营养物质布散到全身。当外邪侵犯人体时，它能调动全身气血，抵抗外邪，保卫肌体。

3. 感应传导

经络具有感应传导作用。当刺激一定穴位时，人体会产生酸、麻、胀、重等感觉，这种感觉常沿着经脉循行路线向远端传导，这种现象称为经络感传现象，也就是中医所说的"得气"或"气至"。古人经过长期的观察，逐步总结出人体经络循行分布规律，提出了经络学说。

4. 反应病候

十二经脉与脏腑有着络属关系，它不仅能运送气血，营养五脏六腑，还能将脏腑病变反映到体表的一定部位，这个部位被称为反应点。当某一脏腑发生病变时，在体表的相应部位就会出现压痛、结节、皮疹、脱屑、色泽改变等现象。古人正是通过对这些病理变化的观察分析，发现了经络及其循行的规律。经络的这一作用,直到现在仍然有指导意义。

5. 调节机能平衡

经络能行气血而营阴阳。阴阳调和,即"阴平阳秘",才能保持人体正常生命活动,不产生疾病。经络具有调节人体内外、上下、表里、脏腑之间的功能,即调节阴阳的功能。当疾病发生时,脏腑气血不和,阴阳偏盛偏衰,可运用中药、针灸等方法,通过经络的调节作用,达到"泻其有余,补其不足",使原来亢进的得到抑制,原来抑制的得到兴奋,从而达到阴阳平衡,机能协调。

四、腧穴的定位

1. 骨度分寸方法

将人体体表骨节之间的距离设定尺寸,用以确定腧穴位置,这种方法称为骨度分寸定位法。不论男女、老少、高矮、胖瘦,均可按这一标准自身测量(见图3—2和表3—1)。

2. 自然标志取穴法

以人体体表的自然标志为依据来定取穴位的方法称为自然标志取穴法。分为以下两种:

(1) 固定标志 以五官、发际、指(趾)甲、乳头、肚脐等作为定穴的标志,如肚脐中央为神阙穴,其旁开2寸定天枢穴。

(2) 活动标志 以关节、肌肉、肌腱、皮肤等随着活动而出现的间隙、凹陷、皱纹、尖端等作为定穴的标志,如在耳前张口时的凹陷中取听宫,握拳在掌横纹头处取后溪等。

3. 手指同身寸取穴法

以顾客的手指为标准来确定穴位的方法。

(1) 中指同身寸 以顾客的中指中节屈曲时,内侧两端纹头之间的距离作为1寸(见图3—3a)。

(2) 拇指同身寸 以顾客拇指指关节的宽度作为1寸(见图3—3b)。

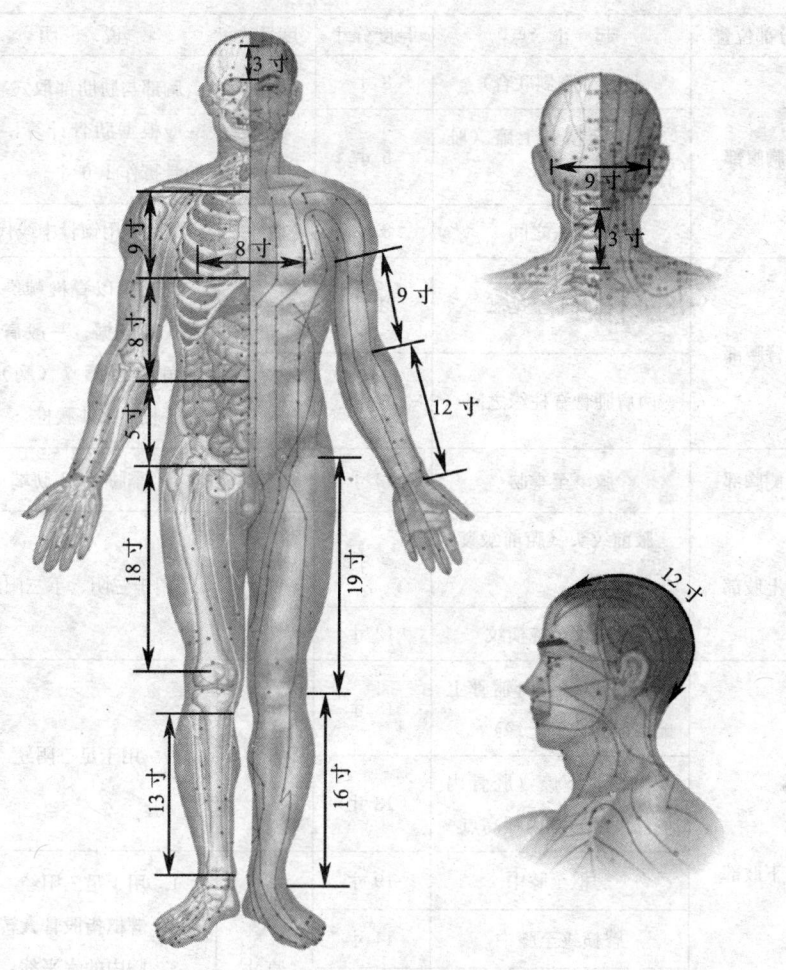

图 3—2　常用的骨度分寸法

表 3—1　　　　　　　　常用骨度分寸表

分部位置	起 止 点	骨度分寸	度量法	说　明
头部	前发际至后发际	12寸	直寸	如前后发际不明者，即从眉心至前发际作3寸，大椎至后发际作3寸，从眉心至大椎作18寸
	前额两发角之间	9寸	横寸	用于量头部的横寸
	耳后两完骨（乳突）之间	9寸		

续表

分部位置	起止点	骨度分寸	度量法	说明
胸腹部	歧骨（胸剑联合）	8寸	直寸	胸部与胁肋部取穴直寸，一般根据肋骨计算，每一肋骨折作1.6寸
	脐中至横骨上廉（耻骨联合上缘）	5寸		
	两乳头之间	8寸	横寸	女性可用锁骨中线代替
背腰部	大椎以下至尾骶	21寸	直寸	背腰部以脊椎棘突作为定穴的依据。一般肩胛骨下角相当第7（胸）椎，髂嵴相当第4腰椎
	两肩胛骨脊柱缘之间	6寸	横七	
侧胸部	腋下至季胁	12寸	直寸	季胁指11肋端
上肢部	腋前纹头（腋前皱襞）至肘横纹	9寸	直寸	用于三阴、手三阳经
	肘横纹至腕横纹	12寸		
下肢部	横骨上廉至内辅骨上廉（股骨内髁上缘）	18寸	直寸	用于足三阴经
	内辅骨下廉（胫骨内侧髁下缘）至内踝高点	13寸		
	髀枢至膝中	19寸	直寸	1. 用于足三阳经 2. 髀枢指股骨大转子 3. 膝中的水平线：前面相当犊鼻穴，后面相当委中穴
	臀横纹至膝中	14寸		
	膝中至外踝高点	16寸		
	外踝高点至足底	3寸		

（3）横指同身寸 又名"一夫法"，是指顾客食指、中指、无名指及小指并拢，以中指中节横纹为准，四指的宽度作为3寸（见图3—3c）。

4. 简便取穴法

是临床上一种简便易行的取穴方法。如直立垂手，中指端在下肢可触及处取风市；两手虎口自然平直交叉，在食指端处取列缺穴等。

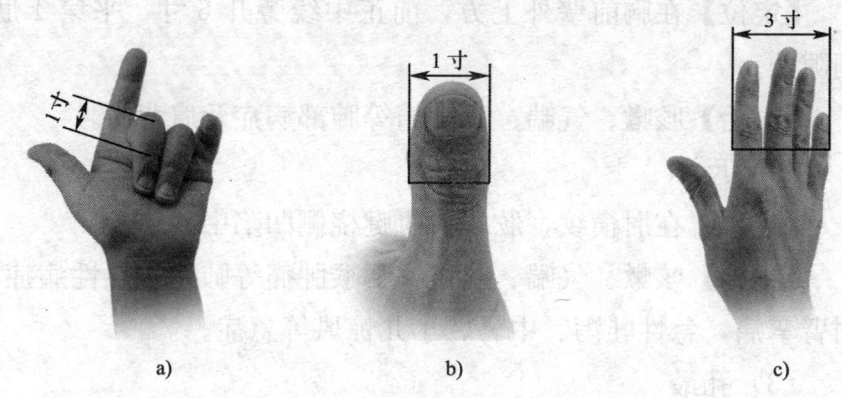

图3—3 手指同身寸法
a）中指同身寸 b）拇指同身寸 c）横指同身寸

五、十二经脉常用穴位

1. 手太阴肺经（见图3—4）

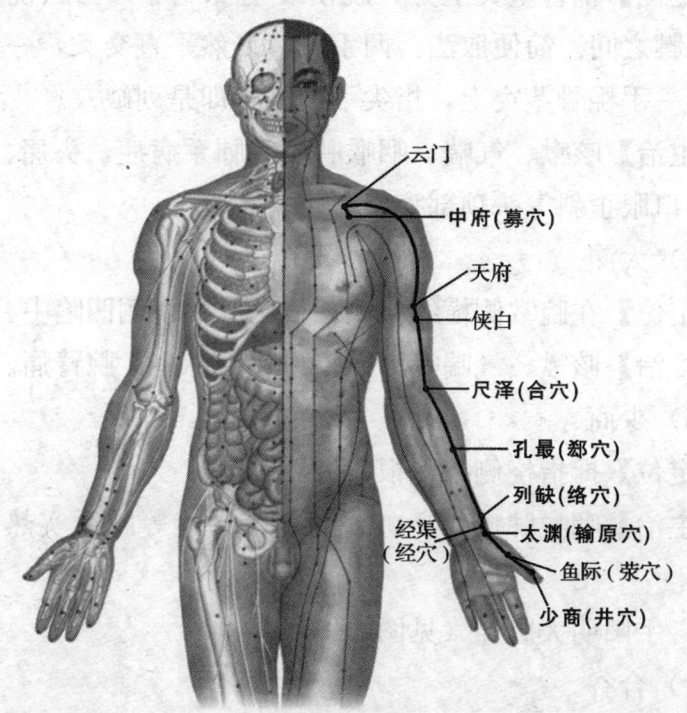

云门
中府(募穴)
天府
侠白
尺泽(合穴)
孔最(郄穴)
列缺(络穴)
经渠(经穴)
太渊(输原穴)
鱼际(荥穴)
少商(井穴)

图3—4 肺经

(1) 中府

【定位】在胸前壁外上方，前正中线旁开6寸，平第1肋间隙处。

【主治】咳嗽、气喘、胸满痛等肺部病症及肩背痛。

(2) 尺泽

【定位】在肘横纹，肱二头肌腱桡侧凹陷中。

【主治】咳嗽、气喘、咳血、咽喉肿痛等肺系实热性病症，肘臂挛痛，急性吐泻、中暑、小儿惊风等急症。

(3) 孔最

【定位】尺泽穴与太渊穴连线上，腕横纹上7寸处。

【主治】咳血、咳嗽、气喘、咽喉肿痛等肺系病症，肘臂挛痛。

(4) 列缺

【定位】桡骨茎突上方，腕横纹上1.5寸，当肱桡肌与拇长展肌腱之间。简便取法：两手虎口自然平直交叉，一手食指按在另一手桡骨茎突上，指尖下凹陷处即是列缺穴。

【主治】咳嗽、气喘、咽喉肿痛等肺系病症，头痛、齿痛、项痛、口眼歪斜等头项部疾患。

(5) 太渊

【定位】在腕掌侧横纹桡侧，桡动脉的桡侧凹陷中。

【主治】咳嗽、气喘等肺系疾患，无脉症，腕臂痛。

(6) 少商

【定位】拇指桡侧指甲根角旁0.1寸。

【主治】咽喉肿痛、鼻衄、高热、昏迷等肺系实热证，癫狂。

2. 手阳明大肠经（见图3—5）

(1) 合谷

【定位】在手背第1、第2掌骨间，当第2掌骨桡侧的中点处。

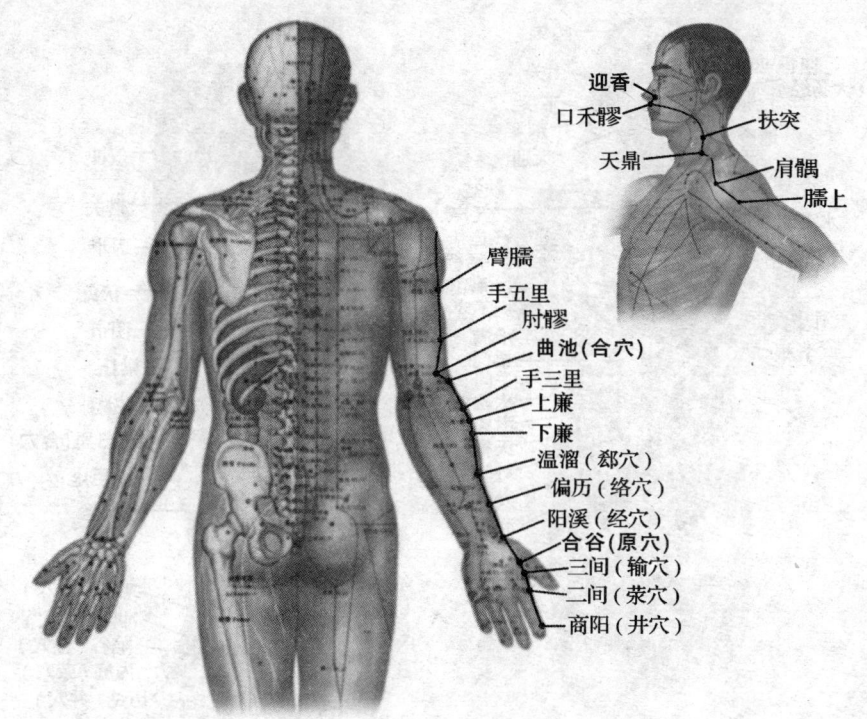

图 3—5 大肠经

【主治】头痛、目赤肿痛、齿痛、鼻衄、口眼歪斜、耳聋等头面五官诸疾，发热恶寒等外感病症，热病无汗或多汗，闭经、滞产等妇产科病症。

(2) 曲池

【定位】屈肘成直角，在肘横纹外侧端，与肱骨外上髁连线中点。

【主治】手臂疼痛、上肢不遂等上肢病症，热病，高血压，癫狂，腹痛、吐泻等肠胃病，咽喉肿痛、齿痛、目赤肿痛等五官热性病症，瘾疹、湿疹、瘰疬等皮、外科疾患。

(3) 迎香

【定位】在鼻翼外缘中点旁开 0.5 寸，当鼻唇沟中。

【主治】鼻塞、鼻衄、口歪等局部病症，胆道蛔虫症。

3. 足阳明胃经（见图 3—6）

(1) 地仓

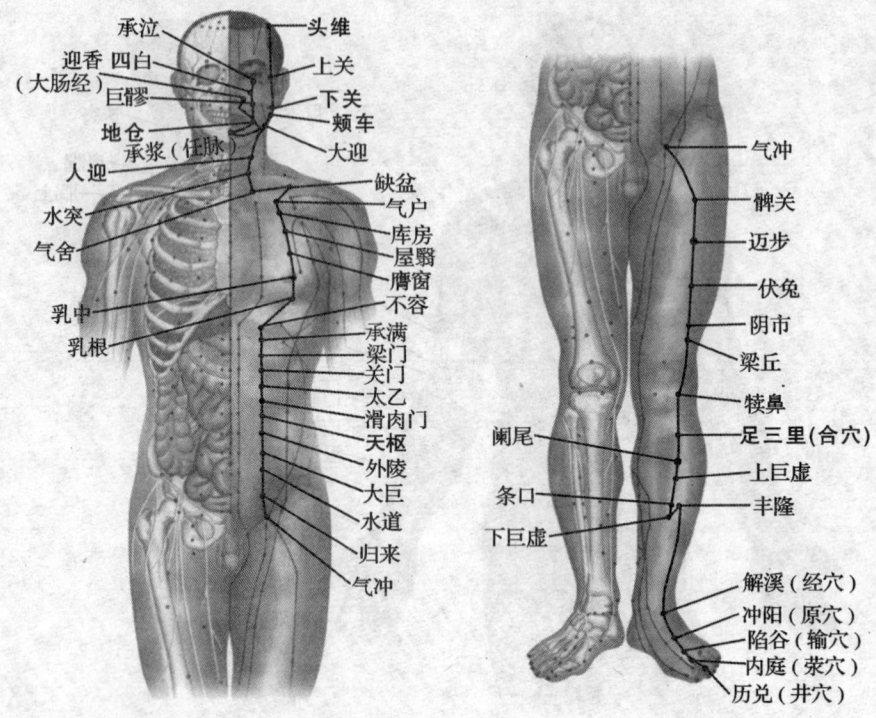

图3—6 胃经

【定位】口角旁0.4寸,两眼直视时直对瞳孔。

【主治】口角歪斜、流涎、三叉神经痛等面部病症。

(2) 颊车

【定位】在下颌角前上方1横指,按之凹陷处,当咀嚼时咬肌隆起最高点处。

【主治】齿痛、牙关不利、颊肿、口角歪斜等局部病症。

(3) 下关

【定位】在面部耳前方,当颧弓与下颌切迹所形成的凹陷中。合口有孔,张口即闭,宜闭口取穴。

【主治】牙关不利、三叉神经痛、齿痛、口眼歪斜等面口病症,耳聋、耳鸣等耳疾。

(4) 头维

【定位】当额角发际上0.5寸,头正中线旁开4.5寸。

【主治】头痛、目眩、目痛等头目病症。

(5) 人迎

【定位】喉结旁1.5寸，在胸锁乳突肌的前缘，颈总动脉之后。

【主治】瘿气、瘰疬、咽喉肿痛，高血压，气喘。

(6) 天枢

【定位】脐中旁开2寸。

【主治】腹痛、腹胀、便秘、腹泻、痢疾等胃肠病症，月经不调、痛经等妇科疾患。

(7) 足三里

【定位】外膝眼下3寸，胫骨前嵴外一横指处。

【主治】胃痛、呕吐、噎膈、腹胀、腹泻、痢疾、便秘等胃肠病症，下肢痿痹症，癫狂等神志病，乳痛、肠痛等外科疾患，虚劳诸症。为强壮保健要穴。

4. 足太阴脾经（见图3—7）

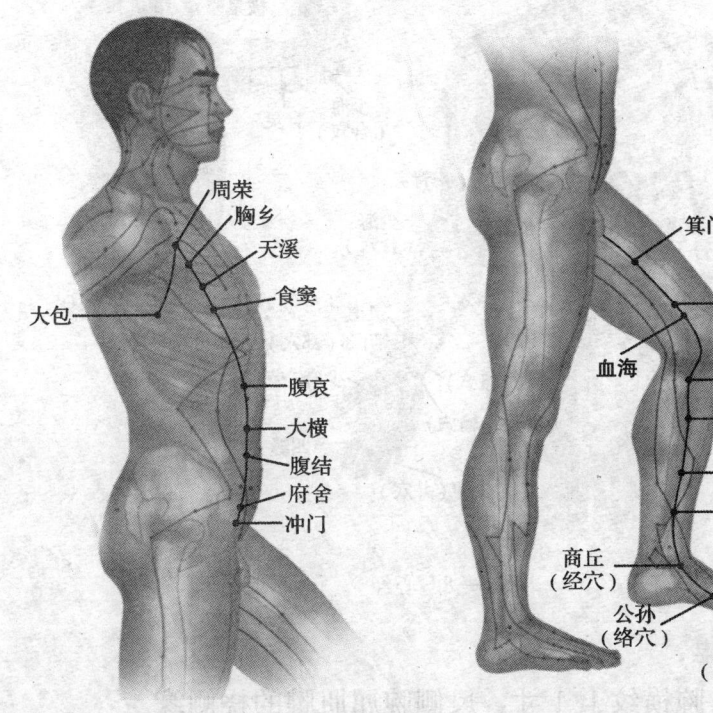

图3—7 脾经

(1) 三阴交

【定位】内踝尖上3寸，胫骨内侧后缘。

【主治】肠鸣腹胀、腹泻等脾胃虚弱诸症，月经不调、带下、阴挺、不孕、滞产等妇产科病症，遗精、阳痿、遗尿等生殖泌尿系统疾患，心悸、失眠、高血压，下肢痿痹，阴虚诸症。

(2) 血海

【定位】屈膝，在髌骨内上缘上2寸，当股四头肌内侧头的隆起处。

【主治】月经不调、痛经、经闭等妇科月经病，瘾疹、湿疹、丹毒等血热性皮肤病。

5. 手少阴心经（见图3—8）

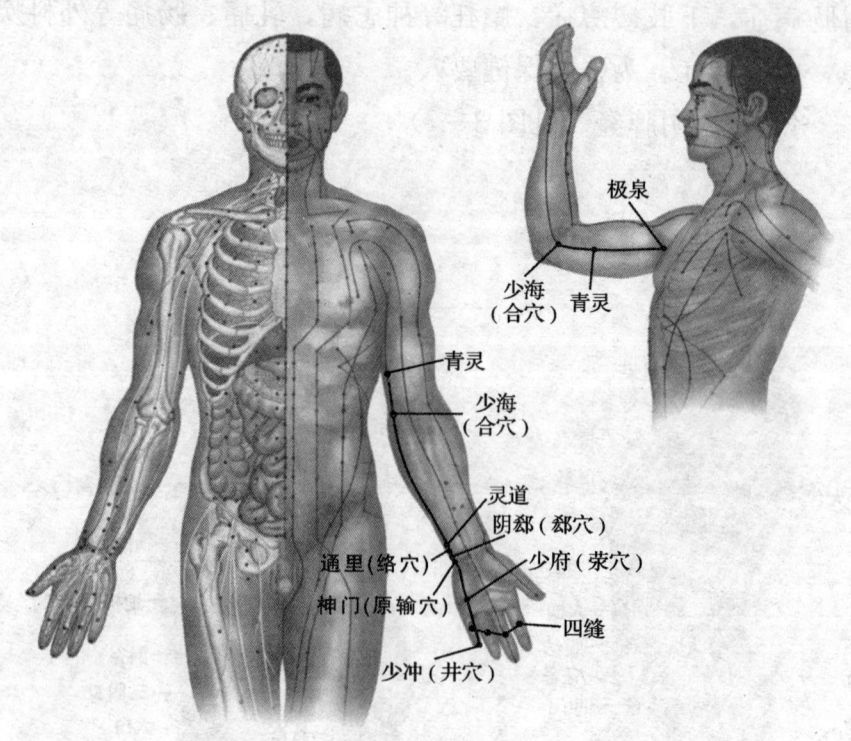

图3—8 心经

(1) 通里

【定位】腕横纹上1寸，尺侧腕屈肌腱的桡侧缘。

【主治】心悸、怔忪等心病，舌强不语，暴喑，腕臂痛。

(2) 神门

【定位】腕横纹尺侧端，尺侧腕屈肌腱的桡侧凹陷处。

【主治】心痛、心烦、惊悸、怔忡、健忘、失眠、痴呆、癫狂、癫痫等心与神志病症，高血压，胸胁痛。

6. 手太阳小肠经（见图3—9）

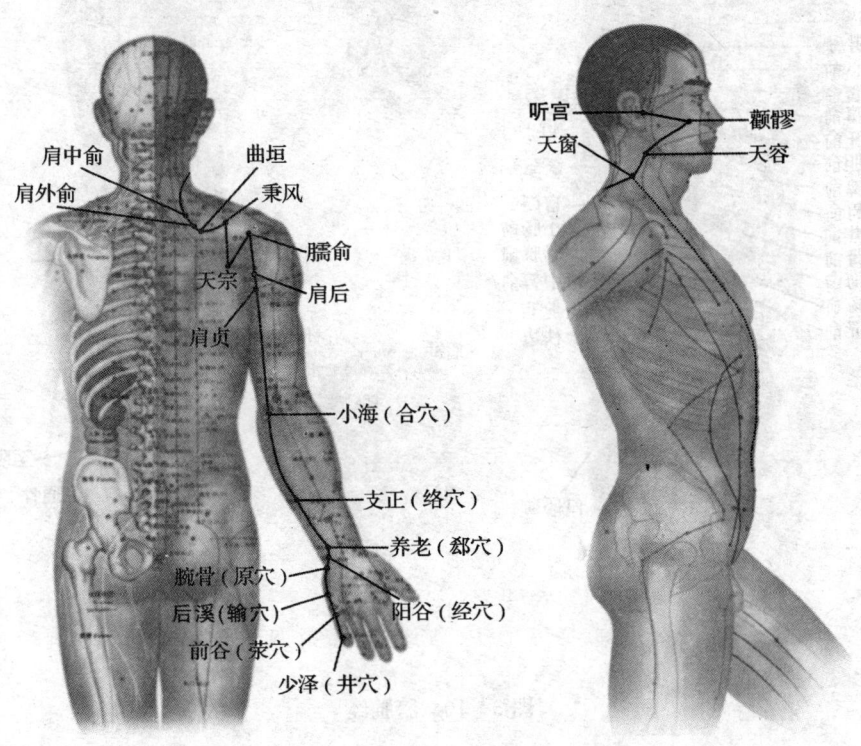

图3—9 小肠经

(1) 后溪

【定位】微握拳，第5指掌关节后掌横纹头赤白肉际处。

【主治】头痛项强、背腰痛、手指及肘臂挛痛，耳聋、目赤、癫狂、癫痫、疟疾。

(2) 听宫

【定位】耳屏前，下颌骨髁状突的后方，张口时呈凹陷处。

【主治】耳鸣、耳聋等耳疾，齿痛。

7. 足太阳膀胱经（见图3—10）

(1) 大杼

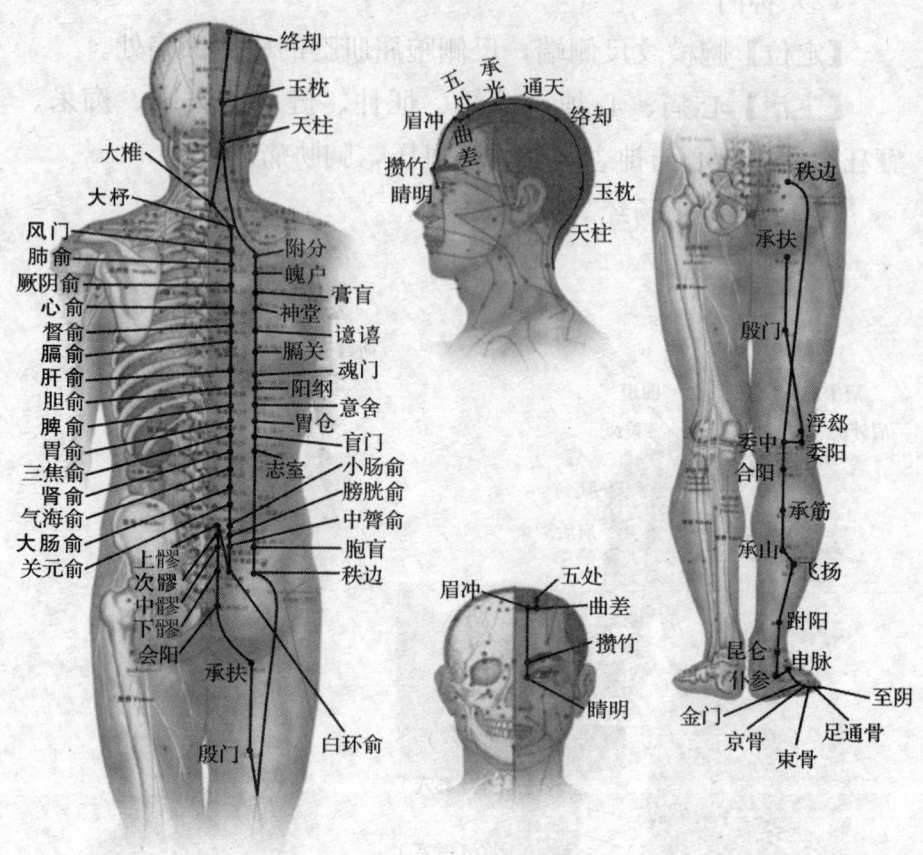

图 3—10 膀胱经

【定位】第 1 胸椎棘突下,旁开 1.5 寸。

【主治】咳嗽、发热、项强、肩背痛。

(2) 风门

【定位】第 2 胸椎棘突下,旁开 1.5 寸。

【主治】感冒、咳嗽、发热、头痛等外感病症,项强、肩背痛。

(3) 肺俞

【定位】第 3 胸椎棘突下,旁开 1.5 寸。

【主治】咳嗽、气喘、咳血等肺系疾患,骨蒸潮热、阴虚盗汗等阴虚病症。

(4) 心俞

【定位】第5胸椎棘突下，旁开1.5寸。

【主治】心痛、失眠、健忘、癫痫等心与神志病变，咳嗽、吐血，盗汗、遗精。

(5) 膈俞

【定位】第7胸椎棘突下，旁开1.5寸。

【主治】呕吐、呃逆、气喘、吐血等上逆之症，贫血，瘾疹、皮肤瘙痒，潮热、盗汗。

(6) 肝俞

【定位】第9胸椎棘突下，旁开1.5寸。

【主治】胁痛、黄疸等肝胆疾病，目赤、目视不明、迎风流泪等目疾，癫狂、癫痫、脊背痛。

(7) 脾俞

【定位】第11胸椎棘突下，旁开1.5寸。

【主治】腹胀、腹泻、呕吐、痢疾、水肿等脾胃肠腑病症，背痛。

(8) 肾俞

【定位】第2腰椎棘突下，旁开1.5寸。

【主治】头晕、耳鸣、耳聋、腰酸痛等肾虚病症，遗尿、遗精、阳痿、早泄、不育等生殖泌尿疾患，月经不调、带下、不孕等妇科疾病。

(9) 大肠俞

【定位】第4腰椎棘突下，旁开1.5寸。

【主治】腰腿痛，腹胀、腹泻、便秘等肠胃病症。

(10) 次髎

【定位】第2骶后孔中，约当髂后上棘下与后正中线之间。

【主治】月经不调、痛经、带下等妇科病症，小便不利，遗精，疝气，腰骶痛、下肢痿痹。

8. 足少阴肾经（见图3—11）

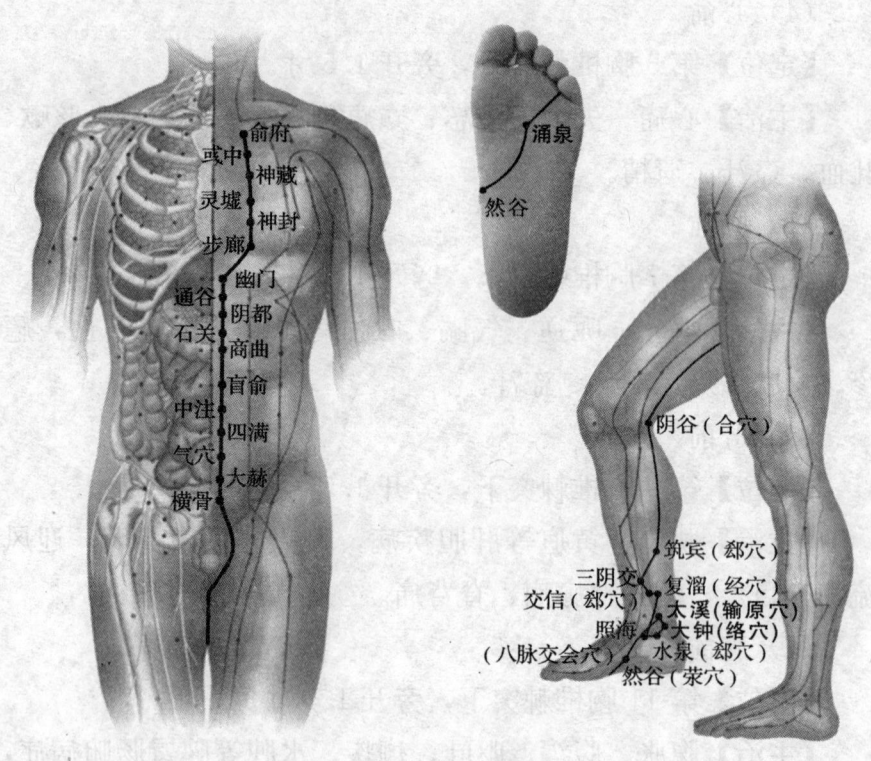

图 3—11 肾经

(1) 涌泉

【定位】足趾跖屈时，约当足底（去趾）前 1/3 凹陷处。

【主治】头痛、头晕、失眠，咽喉肿痛、失音，小儿惊风、昏厥、癫狂，小便不利、便秘。

(2) 太溪

【定位】内踝高点与跟腱之间凹陷中。

【主治】月经不调、遗精、阳痿，失眠、健忘，咽喉肿痛、齿痛、耳鸣耳聋，小便频数、便秘、消渴、咳嗽、气喘、咯血。

9. 手厥阴心包经（见图 3—12）

(1) 曲泽

【定位】屈肘，肘横纹中，肱二头肌腱尺侧缘。

【主治】心痛、心悸，胃痛、呕吐，腹泻，暑热病，肘臂挛痛。

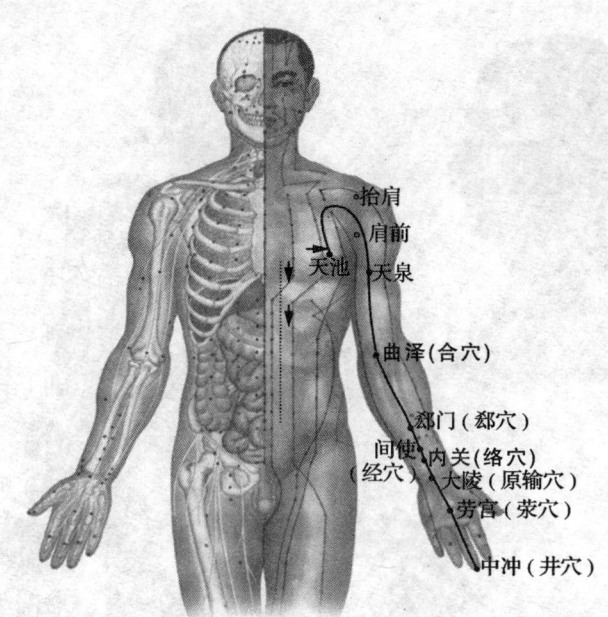

图3—12 心包经

(2) 内关

【定位】腕横纹上2寸，掌长肌腱与桡侧腕屈肌腱之间。

【主治】心痛、心悸，失眠、癫狂，胃痛、呕吐、呃逆，眩晕，偏瘫，上肢痹痛。

10. 手少阳三焦经（见图3—13）

外关

【定位】腕背横纹上2寸，尺桡骨之间。

【主治】热病，头痛、目赤肿痛、耳鸣、耳聋，瘰疬，胁肋痛，上肢痹痛。

11. 足少阳胆经（见图3—14）

(1) 风池

【定位】胸锁乳突肌与斜方肌之间凹陷中，平风府穴处。

【主治】头痛、眩晕，目赤肿痛、耳鸣、感冒、鼻渊，颈项强痛，癫痫，中风，热病。

(2) 肩井

【定位】肩上，大椎穴与肩峰连线的中点。

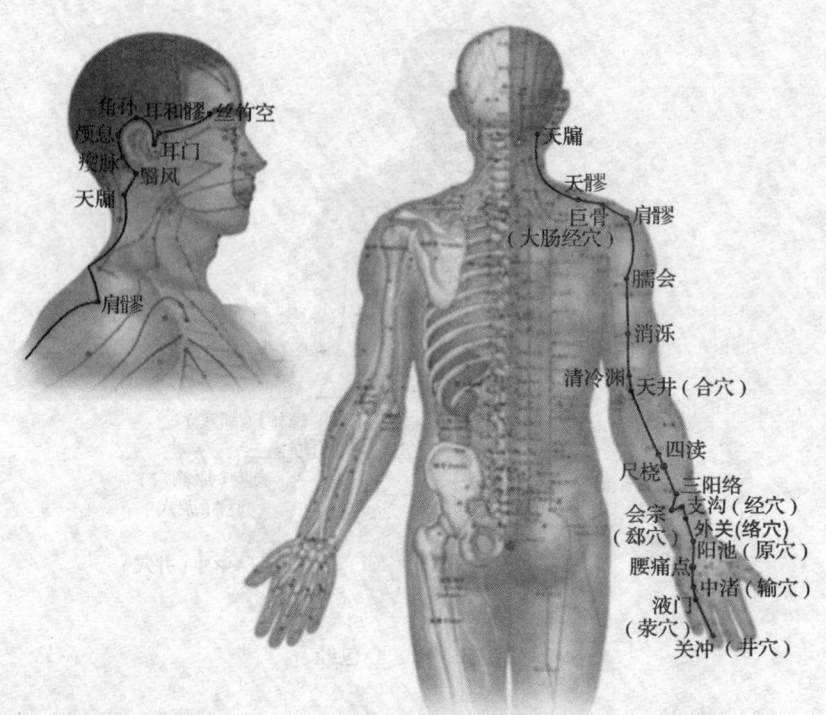

图 3—13 三焦经

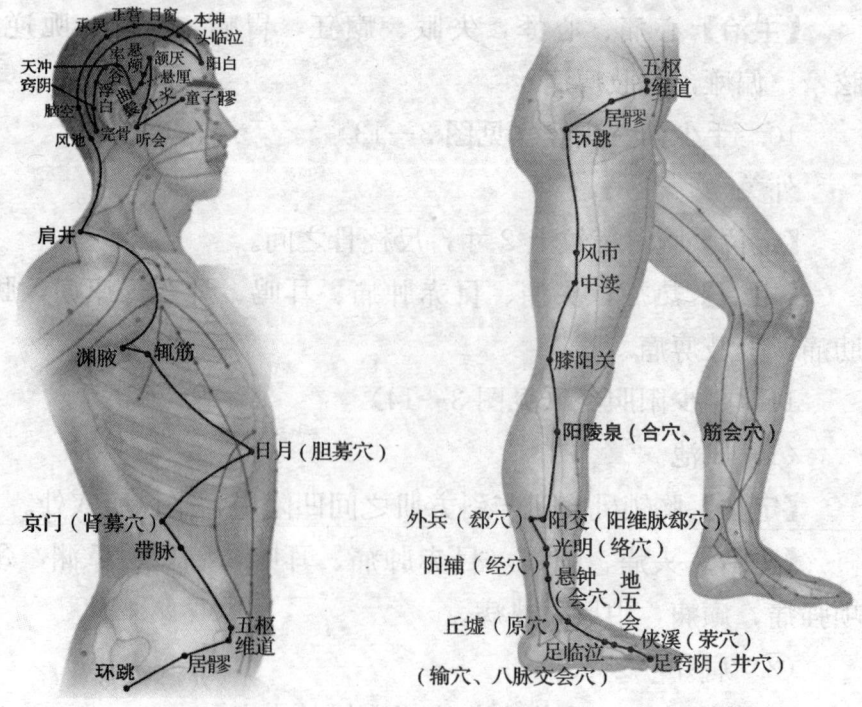

图 3—14 胆经

【主治】颈项强痛，肩背疼痛，上肢不遂；难产、乳痈、乳汁不下、乳癖等妇产科及乳房疾患。

（3）环跳

【定位】侧卧屈股，当股骨大转子高点与骶骨裂孔连线的外1/3与内2/3交点处。

【主治】腰胯疼痛、下肢痿痹、半身不遂等腰腿疾患，风疹。

（4）阳陵泉

【定位】腓骨小头前下方凹陷中。

【主治】黄疸、胁痛、口苦、吞酸，下肢痿痹、关节疼痛，小儿惊风。

12. 足厥阴肝经（见图3—15）

（1）太冲

【定位】足背，第1、第2跖骨结合部之前凹陷中。

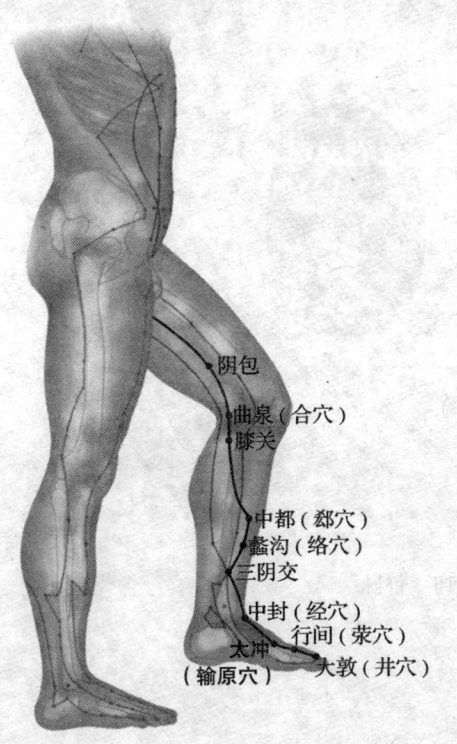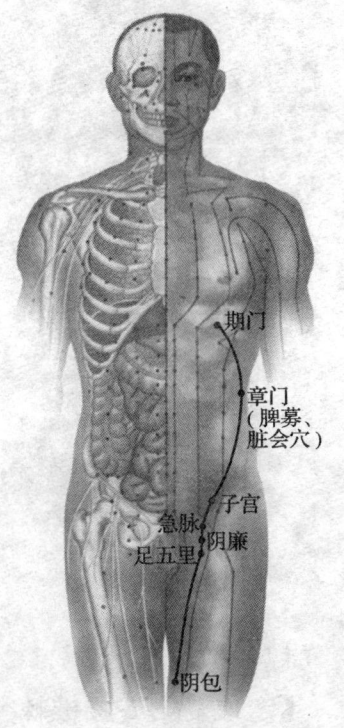

图3—15 肝经

【主治】中风、癫狂、小儿惊风,头痛、眩晕、耳鸣、目赤肿痛、口歪、牙痛、咽喉肿痛,胁痛、黄疸、腹胀、呃逆等肝胃病症,月经不调、崩漏、痛经、带下,癃闭、遗尿,疝气,下肢痿痹、足跗肿痛。

(2) 期门

【定位】乳头直下,第6肋间隙。

【主治】胸胁胀痛、呕吐吞酸、呃逆、腹胀、腹泻等肝胃病,乳痈。

六、奇经八脉常用穴位

1. 督脉(见图3—16)

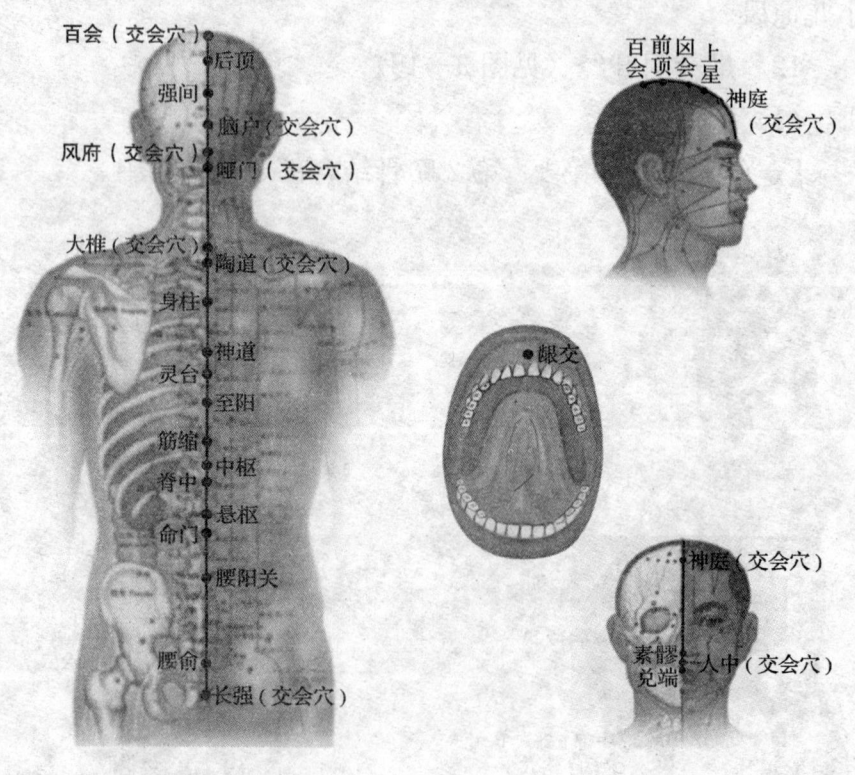

图3—16 督脉

(1) 命门

【定位】第2腰椎棘突下。

【主治】阳痿、遗精,月经不调、带下、痛经,小腹冷痛、腹泻，腰痛、下肢痿痹。

(2) 哑门

【定位】后发际直上0.5寸。

【主治】暴喑、舌强不语，癫狂痫，颈项强痛。

(3) 风府

【定位】后发际正中直上1寸。

【主治】头痛、项强、眩晕、咽喉肿痛、失音，中风、癫狂痫。

(4) 百会

【定位】后发际正中直上7寸，或当头部正中线与两耳间连线的交点。

【主治】中风、失眠、健忘、癫狂痫，头痛、眩晕，脱肛、阴挺、胃下垂等气虚下陷病症。

2. 任脉（见图3—17）

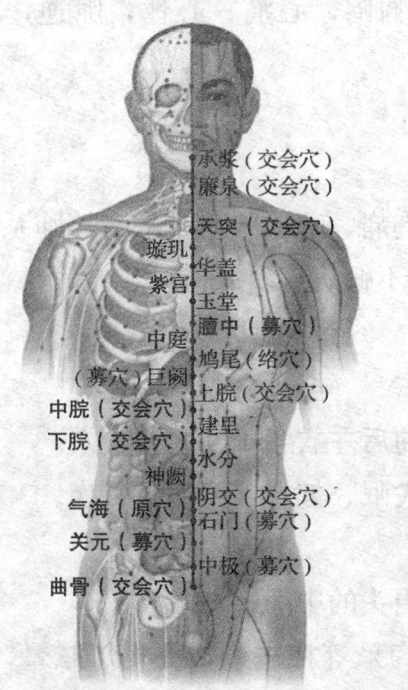
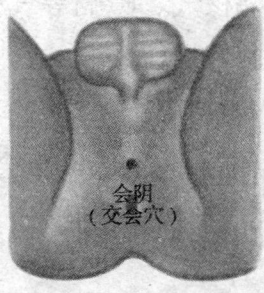

图3—17 任脉

(1) 关元

【定位】前正中线上，脐下3寸。

【主治】中风、虚劳等元气虚损病症，少腹冷痛、疝气，小便频数、遗尿、遗精、阳痿，月经不调、痛经、带下、崩漏，腹泻、脱肛。

(2) 气海

【定位】前正中线上，脐下1.5寸。

【主治】虚脱、乏力等气虚病症，腹痛、腹泻，小便不利、遗尿，疝气、遗精、阳痿，月经不调、崩漏、带下。

(3) 中脘

【定位】脐上4寸。

【主治】胃痛、呕吐、吞酸、腹胀、腹泻，黄疸，癫狂。

(4) 膻中

【定位】前正中线，平第4肋间隙。

【主治】咳嗽、气喘、胸闷、心痛、心悸，呃逆，乳少、乳痈。

(5) 天突

【定位】胸骨上窝正中。

【主治】咳嗽、哮喘、胸痛、咽喉肿痛、暴喑等肺系病症，瘿气、梅核气、噎嗝等气机不畅病症。

七、常用奇穴

1. 四神聪

【定位】头顶部，百会前后左右各1寸，共4穴。

【主治】头痛、眩晕、失眠、健忘、癫痫，目疾。

2. 印堂

【定位】在额部，当两眉头的中间。

【主治】失眠、健忘、痴呆等神志病，头痛、眩晕，小儿惊风，鼻渊、鼻衄。

3. 太阳

【定位】眉梢与目外眦之间向后约1寸处凹陷中。

【主治】头痛、目疾。

4. 安眠

【定位】耳垂下后凹陷处与风池穴连线的中点。

【主治】失眠、头痛、眩晕，心悸，癫狂。

5. 定喘

【定位】大椎穴旁开0.5寸。

【主治】咳嗽、气喘，肩背痛。

6. 夹脊

【定位】第1胸椎至第5腰椎，各椎棘突下旁开0.5寸。

【主治】上胸部的穴位治疗心肺、上肢疾患，下胸部的穴位治疗肠胃疾病。腰部的穴位治疗腰腹及下肢疾病。

7. 腰眼

【定位】第4腰椎棘突下，旁开3.5寸凹陷中。

【主治】腰痛，月经不调、带下。

第三节 中医的病因与发病认识

一、病因与发病概述

中医学认为，人体各脏腑组织之间，以及人体与外界环境之间，在不断产生矛盾而又解决矛盾。在这个过程中，维持着相对的动态平衡，从而保持着人体正常的生理活动。当这种动态平衡因某种原因而遭到破坏，又不能立即自行调节得以恢复时，人体就会产生疾病。破坏人体相对平衡状态而引起疾病的原因就是病因。

二、外感类致病因素

1. 六淫

六淫即风、寒、暑、湿、燥、火六种外感病邪的统称。风、寒、暑、湿、燥、火，在正常的情况下称为六气，是自然界六种不同的气候变化。正常的六气不会使人致病。当气候变化异常，六气发生太过或不及，或非其时而有其气（如春天应温而反寒，秋天应凉而反热等），以及气候变化过于急骤（如过剧的暴冷、暴热等），在人体的正气不足、抵抗力下降时，六气才能成为致病因素，侵犯人体发生疾病。这种情况下的六气，便称为六淫或六邪。它属于外感病一类的致病因素。

六淫致病，一般具有下列几个特点：

（1）风　风为春季的主气。风邪引起的疾病以春季为多，其他季节也可能发生。中医学认为风邪为外感发病的一种极为重要的致病因素。

风邪外袭多自皮毛肌腠而入，从而产生病症。风邪的性质及致病特点如下：

1）风为阳邪，其性开泄，易袭阳位　是指风邪侵袭，常伤及人体的上部（头面）、阳经和肌表，使皮毛腠理开泄，常出现头痛、出汗、恶风等症状。

2）风性善行而数变　善行，是指风邪致病，具有病位游移、行无定处的特性。如风、寒、湿三气掺杂而引起的"痹症"，若见游走性关节疼痛，痛无定处，便属于风气偏盛的表现，故又称为"行痹"或"风痹"。数变，是指风邪致病具有变幻无常和发病迅速的特性而言，如风疹就有皮肤瘙痒、发无定处、此起彼伏的特点。同时，由风邪为先导的外部疾病一般发病急，传播也较快。

3）风为百病之长　风邪为六淫病邪的主要致病因素，凡寒、湿、燥、热诸邪多依附于风而侵犯人体，如外感风寒、风热、风湿等。所以风邪常为外邪致病的先导。

（2）寒　寒为冬季的主气。在气温较低的冬季，或由于气温骤降，或人体未注意防寒保暖，则常易受到寒邪。此外，淋雨涉水，或出汗当风，也常为感受寒邪之重要原因。

寒邪的性质及致病特点如下：

1) 寒为阴邪，易伤阳气 寒为阴气盛的表现，故其性属阴，所以受寒邪最易损伤人体之阳气。阳气受损，失其正常的温煦气化作用，则会出现阳气衰退的寒证。如外寒侵袭肌表，卫阳被遏，就会见到恶寒；寒邪直中脾胃，脾阳受损，便可见脘腹冷痛、呕吐、腹泻等症。

2) 寒性凝滞 凝滞即凝结、阻滞不通之意。人身气血津液之所以能运行不息、通畅无阻，全依赖一身阳和之气的温煦推动。一旦阴寒之邪偏盛，阳气受损，经脉气血为寒邪所凝闭阻滞，气血阻滞不通，不通则痛，故寒邪伤人多见疼痛症状。

3) 寒性收引 收引，即收缩牵引之意。寒邪侵袭人体，可使气机收敛，腠理、经络、筋脉收缩而挛急。如寒邪侵袭肌表，毛窍腠理闭塞，卫阳被郁不得宣泄，可见恶寒发热，无汗；寒客血脉，则气血凝滞，血脉挛缩，可见头身疼痛，脉紧；寒客经络关节，经脉拘急收引，则可使肢体屈伸不利。

(3) 暑 暑为夏季的主气，乃火热所化。暑邪致病有明显的季节性，主要发生于夏至以后、立秋以前。

暑邪的性质及致病特点如下：

1) 暑为阳邪，其性炎热 暑为夏季火热之气所化，火热属阳，故暑属阳邪。暑邪伤人，多出现一系列阳热症状，如壮热、心烦、面赤、脉象洪大等。

2) 暑性升散，耗气伤津 暑为阳邪，阳性升发，故暑邪侵犯人体，可致腠理开泄而多汗。出汗过多，则耗伤津液，可出现口渴喜饮，尿赤短少等症。暑热之邪，扰动心神，则心烦闷乱而不宁。在大量出汗的同时，往往气随津泄，而致气虚。所以伤于暑者，临床可见气短乏力，甚则突然晕倒，不省人事。

3) 暑多挟湿 夏季除气候炎热外，且常多雨而潮湿，热蒸湿动，使空气中湿度增加，故暑邪为病，常兼挟湿邪以侵犯人体。其临床特征除发热、烦渴等暑热症状外，常兼见四肢困倦，胸闷呕恶，大便泄泻不爽等湿阻症状。

(4) 湿　湿为长夏的主气。夏秋之交，阳热下降，水气升腾，潮湿充斥，故为一年之中湿气最盛的季节。湿邪为病，有外湿、内湿之分。外湿多由气候潮湿，或涉水淋雨，居处潮湿等外在湿邪侵袭人体所致；内湿则是由于脾失健运，水湿停聚所形成的病理状态。

湿邪的性质及致病特点如下：

1) 湿性重浊　是指感受湿邪，常可见头重如裹，周身困重，四肢酸懒沉重等症状。浊即秽浊，多指分泌物秽浊不清。湿邪致病可出现各种秽浊症状，如面垢眵多、大便溏泻、下痢黏液脓血、小便浑浊，妇女白带过多、湿疹浸淫流水等，都是湿性秽浊的病理反应。

2) 湿为阴邪，易阻遏气机，损伤阳气　湿性类水，故为阴邪。湿邪侵及人体，留滞于脏腑经络，使气机升降失常，出现胸闷脘痞，小便短涩，大便不爽等症。故湿邪外感，常先困脾，而使脾阳不振，运化无权，水湿停聚，发为腹泻、尿少、水肿、腹水等病症。

3) 湿性黏滞　黏即黏腻；滞即停滞。湿邪的性质黏腻停滞主要表现在两方面：一是指湿病症状多黏滞而不爽，如排出物及分泌物多滞涩而不畅；二是指湿邪为病多缠绵难愈，病程较长或反复发作，如湿痹、湿疹、湿温病等。

4) 湿性趋下，易袭阴位　湿邪为病多见肌体下部的症状，如水肿多以下肢较为明显。此外，淋浊、带下、泄痢等病症，多由湿邪下注所致。

(5) 燥　燥为秋季主气。因天气不断变凉，空气中缺乏水分，因而出现秋凉干燥的气候。燥邪多从口鼻而入，侵犯肺卫。燥邪为病，有温燥、凉燥之分。初秋多见温燥病症；深秋多见凉燥病症。

燥邪的性质及致病特点如下：

1) 燥性干涩，易伤津液　燥邪为干涩之病邪，故外感燥邪最易耗伤人体的津液，可见口鼻干燥，咽干口渴，皮肤干涩，甚则破裂，毛发不荣，小便短少，大便干结等症。

2) 燥易伤肺　肺为娇脏，喜润而恶燥。燥邪伤人，最易伤损肺津，影响肺的宣发肃降，从而出现干咳少痰，或痰液胶黏难咳，或痰中带血，以及喘息胸痛等症。

(6) 火（热）　火热为阳盛所生，故火热常可混称。但火与热同中有异，热为温之渐，火为热之极。热多属于外淫，如风热、暑热、湿热之类病邪；而火常由内生，如心火上炎、肝火亢盛、胆火横逆之类的病变。

火热邪气的性质和致病特点如下：

1) 火热为阳邪，其性炎上　阳主躁动而向上，火热之性。亦升腾上炎，故属于阳邪。因此，火热伤人，多见高热、恶热、烦渴、出汗、脉洪数等症。因其炎上，故火热阳邪常可上炎扰乱神明，出现心烦失眠、狂躁妄动、神昏谵语等症。临床所见火热病症，也多表现在人体的上部，如头面部位。

2) 火易耗气伤津　火热之邪，最易使人体阴津耗伤，故火邪致病，除有热象外，往往伴有口渴喜饮，咽干舌燥，小便短赤，大便秘结等津伤液耗之症。

3) 火易生风动血　火热之邪侵袭人体，往往侵袭肝经，消耗阴液，使筋脉失其滋养濡润，而致肝风内动，称为热极生风。其表现为高热、神昏谵语、四肢抽搐、目睛上视、颈项强直、角弓反张等。同时，火热之邪可以加速血行，灼伤脉络，甚则迫血妄行，而致各种出血，如吐血、衄血、便血、尿血、皮肤发斑及妇女月经过多、崩漏等病症。

4) 火易致肿疡　火热之邪入于血分，可聚于局部，腐蚀血肉发为痈肿疮疡。临床辨证，即以疮疡局部红肿高突灼热者为属阳属火。此外，火热与心相应，心主血脉而藏神，故火盛除可见血热或动血症状外，尚有火邪扰心的神志不安、谵妄发狂、烦躁或昏迷等症。

2. 疠气

疠气是一类具有强烈传染性的病邪，在中医文献记载中又有"瘟疫""乖戾之气""毒气"等名称。

疠气致病具有发病急骤、病情较重、症状相似、传染性强、易于流行等特点。疠气病邪可通过空气传染，多从口鼻侵入人体。可以单独发生，也可以形成瘟疫流行。如大头瘟、蛤蟆瘟、疫痢、白喉、烂喉丹痧、天花、霍乱、鼠疫等，包括现代许多传染病和烈性传染病。疫疠的发生与流行，多与下列因素有关。

（1）气候因素　自然气候的反常变化，如久旱、酷热、湿雾瘴气等。

（2）环境和饮食　如空气、水源或食物受到污染。

（3）没有及时做好预防、隔离工作。

（4）社会影响　如解放前传染病不断发生或流行。新中国成立以后，制定了以预防为主的卫生工作方针，消灭了鼠疫、天花等烈性传染病，其他传染病也得到了有效的控制。

3. 外伤、虫兽伤及寄生虫病

（1）外伤　一般指因机械暴力、焰火、沸液等导致的创伤，如枪弹伤、金刃伤、跌打损伤、持重扭伤及烧伤、烫伤、冻伤等。外伤致病可引起皮肤肌肉瘀血肿痛、出血，或筋伤骨折、脱臼，重则损伤内脏或出血过多，导致昏迷、抽搐、亡阳虚脱等严重病变。

（2）虫兽伤　包括毒蛇、猛兽、疯狗咬伤，或蝎、蜂蜇伤等。轻则局部损伤，出现肿痛、出血等；重则损伤内脏，或出血过多而死亡。毒蛇咬伤则出现全身中毒症状，如不及时救治，常导致中毒死亡。疯狗咬伤，初起仅见局部疼痛、出血，伤口愈合后，经一段潜伏期后可出现烦躁、惶恐不安、牙关紧闭、抽搐、恐水、恐风等症。

(3) 寄生虫病 主要指由蛔虫、钩虫、蛲虫、绦虫、姜片虫等引发的病症,因进食被寄生虫卵所污染的食物,或接触疫水、疫土等引起。由于感染途径及虫体所寄生的部位不同,其临床表现也不一样。

三、内伤类致病因素

1. 七情内伤

七情即喜、怒、忧、思、悲、恐、惊七种情志变化,是机体的精神状态。七情是人体对客观事物的不同反应,在正常情况下一般不会使人致病。只有突然、强烈或长期持久的情志刺激,超过了人体本身的正常生理活动范围,使人体气机紊乱、脏腑阴阳气血失调,才会导致疾病的发生。由于它是造成内伤病的主要致病因素之一,故又称内伤七情。

(1) 七情与内脏气血的关系 人体的情志活动与内脏有密切的关系,而脏腑功能活动主要靠气的温煦、推动和血的濡养,可见情志活动必须以五脏精气作为物质基础。心"在志为喜",肝"在志为怒",脾"在志为思",肺"在志为忧",肾"在志为恐"。喜怒思忧恐简称为"五志",不同的情志变化对各脏腑有不同的影响。而脏腑气血的变化也会影响情志的变化,"血有余则怒,不足则恐;肝气虚则恐,实则怒;心气虚则悲,实则笑不休。"故七情与内脏气血关系密切。

(2) 七情致病的特点

1) 直接伤及内脏 七情内伤直接影响相应的内脏,使脏腑气机逆乱、气血失调,导致种种病变的发生,《素问·阴阳应象大论》说,"怒伤肝""喜伤心""思伤脾""忧伤肺""恐伤肾"。临床上不同的情志刺激可对各脏有不同的影响。

心主血藏神;肝藏血主疏泄;脾主运化而位于中焦,是气机升降的枢纽,又为气血生化之源。故情志所伤的病症以心、肝、脾三脏和气血失调为多见。如果思虑劳神过度,常损伤心脾,导致心脾气血两虚,出现神志异常和脾失健运等症。郁怒伤肝。怒则气上血随气逆，可出现肝经气郁的两胁胀痛、善太息等症；或气滞血瘀，出现胁痛，妇女痛经、闭经；或瘿瘤等症。此外，情志内伤还可以化火，即"五志化火"，而致阴虚火旺等症或导致湿、食、痰诸郁为病。

2) 影响脏腑气机　《素问·举痛论》说："怒则气上，喜则气缓，悲则气消，恐则气下……惊则气乱……思则气结。"怒则气上，是指过度愤怒可使肝气横逆上冲，血随气逆，并走于上。临床见气逆，面红目赤，或呕血，甚则晕厥猝倒。喜则气缓，包括缓和紧张情绪和心气涣散两个方面。在正常情况下，喜能缓和精神紧张，使营卫通利，心情舒畅。但暴喜过度，又可使心气涣散，神不守舍，出现精神不集中，甚则失神狂乱等症状。悲则气消，是指过度悲忧，可使肺气抑郁，意志消沉，肺气耗伤。恐则气下，是指恐惧过度，可使肾气不固，气泄以下。临床可见二便失禁，或恐惧不解则伤精，发生骨痿、遗精等症。惊则气乱，是指突然受惊，以致心无所倚，神无所归，虑无所定，惊慌失措。思则气结，是指思虑劳神过度，伤神损脾导致气机郁结。古人认为"思"发于脾，而成于心，故思虑过度不但耗伤心神，也会影响脾气。阴血暗耗，心神失养则心悸、健忘、失眠、多梦；气机郁结阻滞，脾的运化无力，胃的受纳腐熟失职，便会出现纳呆，脘腹胀满，便溏等症。

3) 情志异常波动可使病情加重或迅速恶化　根据临床观察，有许多疾病，若患者有较剧烈的情志波动，往往使病情加重或急剧恶化。如有高血压病史的患者，若遇事恼怒，肝阳暴涨，血压可以迅速升高，发生眩晕，甚至突然昏厥，或昏仆不语，半身不遂，口眼歪斜。心脏病患者也常因情志波动使病情加重或迅速恶化。

2. 饮食所伤

饮食是人体摄取营养、维持生命活动的不可缺少的物质，但饮食失宜则又是导致疾病发生的原因。

(1) 饮食不节　饮食应以适量为宜，饥饱失常均可发生疾病。过饥则摄食不足，气血生化之源缺乏，气血得不到足够的补充，久之则气血衰少而为病。气血不足则正气虚弱，抵抗力降低，也易继发其他病症。反之，暴饮暴食、过饱，则饮食摄入过量，超过脾胃的消化、吸收和运化能力，可导致饮食物阻滞，脾胃损伤，出现脘腹胀满，嗳腐泛酸，厌食，吐泻等食伤脾胃病症。经常饮食过量不仅可导致消化不良，而且还可影响气血流通，筋脉郁滞，出现痢疾或痔疮。过食肥甘厚味，易于化生内热，甚至引起痈疽疮疡等病症。

(2) 饮食不洁　进食不洁可引起多种胃肠道疾病，出现腹痛、吐泻、痢疾等，或引起寄生虫病，如蛔虫、蛲虫、寸白虫等，临床常见腹痛，嗜食异物，面黄肌瘦等症。若蛔虫钻进胆道，还可出现上腹部剧痛，时发时止，吐蛔，四肢厥冷的蛔厥症。若进食腐败变质有毒食物，常出现剧烈腹痛、吐泻等中毒症状，重者可出现昏迷或死亡。现代人的常见病、多发病常与通过食物摄取有害毒素密切相关。

(3) 饮食偏嗜　饮食要适当调节，不应有所偏嗜，这样才能使人体获得各种需要的营养。若饮食过寒或过热，或饮食五味有所偏嗜，则可导致阴阳失调，或缺乏某些营养而发生疾病。

1) 饮食偏寒偏热　如果多食生冷寒凉食物，可伤损脾胃阳气，导致寒湿内生，发生腹痛泄泻等症；若偏食辛温燥热食物，则可使胃肠积热，出现口渴、腹满胀痛、便秘或痔疮病症。

2) 饮食五味偏嗜　人体的精神气血都由五味所滋生，五味与五脏各有其亲和性，如果长期嗜好某种食物就会使该脏机能偏盛，久之可损伤内脏，发生多种病变。所以，饮食五味应当适宜，平时饮食不要偏嗜，病时应更注意饮食宜忌。饮食与病变相宜，能辅助治疗，促进疾病好转；反之，疾病就会加重。

3. 劳逸失度

劳逸失度包括过度劳累和过度安逸两方面。正常的劳动和体育锻炼有助于气血流通，增强体质；必要的休息可以消除疲劳，恢复体力和脑力，不会使人致病。长时期的过度劳累，包括体力劳动、脑力劳动及房劳的过度，或过度安逸，完全不劳动，不运动，都能成为致病因素而使人发病。

（1）过劳　是指过度劳累。包括劳力过度、劳神过度和房劳过度三个方面。

1）劳力过度是指较长时期的过度用力而积劳成疾。劳力过度伤气，久之则气少力衰，神疲消瘦。

2）劳神过度是指思虑太过，劳伤心脾。《素问·阴阳应象大论》说"脾在志为思"，而心主血藏神，所以思虑劳神过度，则耗伤心血，损伤脾气，可出现心神失养的心悸，健忘，失眠，多梦及脾不健运的纳呆，腹胀，便溏等症。

3）房劳过度是指性生活不节，房事过度。肾藏精，主封藏，肾精不宜过度耗泄。若房事过频则肾精耗伤，临床常出现腰膝酸软，眩晕耳鸣，精神萎靡，性机能减退，或遗精早泄，甚或阳痿等病症。

（2）过度安逸　是指过度安闲，既不参加劳动又不运动。人体每天需要适当的活动气血才能流畅。若长期不劳动，又不从事体育锻炼，易使人体气血不畅，脾胃功能减弱，会出现食少乏力，精神不振，肢体软弱，或发胖臃肿，动则心悸，气喘及汗出等，或继发它病。《素问·宣明五气篇》说"久卧伤气"，就是这个道理。

四、其他致病因素

1. 痰饮

痰和饮都是水液代谢障碍所形成的病理产物。一般较稠浊的称为痰，清稀的称为饮。痰不仅指咳吐出来有形可见的痰液，还包括瘰疬、痰核和停滞在脏腑经络等组织中而未被排出的痰液。临床上可通过其所表现的症候来确定，这种痰称为"无形之痰"。饮即水液停留于人体局部者，因其所停留的部位及症状不同而有不同的名称，如《金匮要略》有"痰饮""悬饮""溢饮""支饮"等区分。

中医认识痰饮病症，除根据临床病症特点外，还常结合舌苔滑腻、脉滑或弦等全面综合分析，进行判断。

2. 瘀血

瘀血指体内有血液停滞，包括离经之血积存体内，或血运不畅，阻滞于经脉及脏腑内的血液，均称为瘀血。瘀血是疾病过程形成的病理产物，又是某些疾病的致病因素。

（1）瘀血的形成　主要有两方面：一是因气虚、气滞、血寒、血热等原因，使血行不畅而凝滞。气为血帅，气虚或气滞，不能推动血液的正常运行；或寒邪客入血脉，使经脉挛缩拘急，血液凝滞不畅；或热入营血，血热搏结等，均可形成瘀血；二是由于内外伤、气虚失摄或血热妄行等原因造成血离经脉，积存于体内而形成瘀血。

（2）瘀血的病症特点　瘀血形成之后，不仅失去正常血液的濡养作用，而且反过来又会影响全身或局部血液的运行，产生疼痛、出血或经脉淤塞不通，内脏发生淤积，以及产生"瘀血不去，新血不生"等不良后果。瘀血的病症特点因瘀阻的部位和形成瘀血的原因不同而异。瘀血的病症虽然繁多，但其临床表现归纳起来则有以下几个共同的特点：

1）疼痛，多为刺痛，痛处固定不移，拒按，夜间痛甚。

2）肿块，外伤肌肤局部，可见青紫肿胀，瘀积于体内，久聚不散，则可形成癥积，按之有痞块，固定不移。

3）出血，其血色多呈暗紫色，并伴有块状。

4）在望诊方面，久瘀可见面色黧黑，肌肤甲错，唇甲青紫，舌质暗紫，或有瘀点、瘀斑，舌下经脉曲张等现象。脉象多见细涩、沉弦或结代等。

五、发病的基本原因

疾病与健康是相对而言的。人体脏腑、经络的生理活动正常，气血阴阳协调平衡，即所谓"阴平阳秘"。当人体在某种致病因素的作用下，人体脏腑、经络等生理活动异常，气血阴阳平衡协调关系受到破坏，导致"阴阳失调"，便出现了各种临床症状，产生了疾病。

中医学认为，疾病的发生和变化，虽然错综复杂，但归结为正气和邪气两个方面，是正邪相争的结果。

所谓正气，是指人体的机能活动（包括脏腑、经络、气血等功能）和抗病、康复能力，简称为"正"。所谓邪气，则泛指各种致病因素，简称为"邪"。疾病的发生和变化，即是在一定条件下"邪""正"斗争的反映。"正""邪"之间的力量对比和消长盛衰变化，直接影响着疾病的发展和转归。

中医发病学很重视人体的正气，"正气存内，邪不可干"。内脏功能正常，正气旺盛，气血充盈，卫外固密，病邪则难于侵入，疾病无从发生。人体正气虚弱，卫外不固，抗邪无力，邪气就乘虚而入，使人体阴阳失调，脏腑经络功能紊乱，发生疾病。

邪气是发病的重要条件。中医学重视正气，强调正气在发病中的主导地位，并不否定邪气对疾病发生的重要作用。邪气是发病的条件，在一定条件下甚至可能起主导作用，如高温、高压电流、化学毒剂、枪弹伤、冻伤、毒蛇咬伤等，即使正气强盛，也难免被伤害。

六、影响正气的几个因素

1. 体质

体质主要指人体个体素质差异。体质与先天禀赋有关。体质壮实，则脏腑功能活动旺盛，精、气、血、津液充足，其正气充足，不易发病或病轻；体质虚弱，则脏腑功能减退，精、气、血、津液不足，其正气也减弱，容易发病或病重。

2. 精神状态

精神状态受情志因素的直接影响。情志舒畅，精神愉快，则气机畅通，气血调和，脏腑功能协调，正气旺盛；若情志不畅，精神抑郁，则可使气机逆乱，阴阳气血失调，脏腑功能失常，正气减弱。因此，平时要注意精神调摄，保持思想上安定清静，不贪欲妄想，使真气和顺，精神内守，增强正气，从而减少和预防疾病的发生。

3. 生活环境

居处和工作环境不同，地域不同，生活习惯不同，对于疾病的发生有一定影响，如居处潮湿或从事水湿作业的人，易患寒湿病症。

4. 营养和锻炼

营养和锻炼是促进人体正气强盛、提高抗邪能力的重要方面。营养丰富，则气血充足，正气旺盛，抗病能力强；反之，抗病能力弱，容易发病。坚持劳动和锻炼，可使气血通畅，体质增强；反之，则气血壅滞，正气日衰，易于发病。

第四节 中医的防病保健原则

一、未病先防的保健思想

未病先防是指在疾病发生前采取各种预防措施以防止疾病的发生。具体方法如下：

1. 加强锻炼

经常锻炼身体，能增强体质，减少或防止疾病的发生。汉代医家华佗就曾创建了"五禽戏"，即模仿虎、鹿、熊、猿、鸟五种动物的动作来锻炼身体，能使血脉流通，关节灵活，气机调畅。现代的各种体育锻炼方法，均能达到增强体质的目的。

2. 调养形体

为了保持身体健康，减少疾病的发生，除锻炼身体之外，还要掌握自然界环境的变化。在饮食上要有节制，生活起居要规律，劳逸要进行适当的节制和安排，这样才能保持精力充沛，身体健康，延年益寿；反之，则会导致正气削弱，抵抗力下降，疾病易于发生。

3. 调养精神

中医学认为精神情志活动与人体生理病理密切相关。精神饱满乐观，可使气机调畅，气血平和，提高机体的抗病能力；反之，如果情绪抑郁，或强烈、反复、持续的精神刺激，可使人体气滞血瘀，或气血逆乱，抗病能力下降，导致疾病的发生。所以，调养精神可以增强正气抗邪能力，预防疾病。

4. 药物预防与人工免疫

我国很早以前就开始了药物预防的工作，如用"小金丹"预防疫病，用"人痘接种法"预防天花，用苍术、雄黄等药物烟熏来消毒防病等。近年来，中草药预防疾病越来越被医学界重视，并得到很大发展。如用贯众、板蓝根预防流感；用茵陈、栀子预防肝炎；用马齿苋预防痢疾等，都取得了较好的效果。

二、分清主次缓急的康复原则

由于疾病的症候表现是多种多样的，病情常有轻重缓急的差异，所以在治疗康复时要有先后缓急的区别。

中医学将病变过程中的主要矛盾，起着主导、决定作用的称为"本"，病变过程中的次要矛盾，处于次要、从属地位的称为"标"。标本是相对的，从正邪关系来说，正气是本，邪气是标；从病因与病症来说，病因是本，病症是标；从疾病先后来说，旧病是本，新病是标，原发是本，继发是标；从病变部位来说，内脏疾病是本，体表疾病是标。

疾病的产生发展，是通过若干症状表现出来的。这些症状只是疾病的外在现象，只有通过综合分析，找出导致疾病的根本原因，才能选出恰当的治疗方法，这就是中医学所说的"治病求本"。

在复杂多变的病症中，分清主次缓急后，康复治疗可遵循以下原则：

1. 急则治其标

在疾病发展过程中，对于较急较重的症状应先予治疗，否则会危及生命或影响本病的治疗康复。

2. 缓则治其本

对于慢性疾病或急性病的恢复期，必须抓住疾病的本质，进行针对根本原因的治疗。

3. 标本兼治

在标病本病并重的情况下，在治病求本的同时兼顾标病的治疗。

三、重视整体脏腑气血功能

人体是一个有机的整体，脏腑之间在生理上是相互协调、相互促进的，病理上则是相互影响的。当某一脏或腑出现病症时，除了直接调整其本脏或本腑外，还应调整与其关系较密切的其他脏腑；另一方面，由于五脏与五官由经络相连，所以五官的病症可以通过调整相应的脏腑来进行康复治疗。

气血是脏腑及其他组织功能活动的物质基础，气与血的关系非常密切，是相互滋生、相互作用的。中医学将气血的关系归纳为：气能生血，气能摄血，气能行血，故称"气为血帅"；而血是气活动的物质基础，血能载气，故称"血为气母"。当气血的这种关系失常时，就会出现气血不调的各种病症。这时就要按照"有余泻之，不足补之"的原则来调整气血，使气血的关系恢复协调，使机体康复。

四、因人、因时、因地制宜

由于病症的发生、发展和转归受地理环境、季节气候,以及个人体质等因素的影响,因此,在调理病症的时候,必须具体情况具体分析,区别对待。

1. 因时制宜

即根据不同季节来制定治疗方案和用药原则。四季均有不同的致病特点,人体在四季气候变化中生理上也有着不同的变化。如春夏温热,人体皮肤毛孔开放,易出汗,应慎用温热发汗的方法;秋冬寒凉,皮肤毛孔收紧,怕冷,当慎用寒凉的方法。

2. 因地制宜

即根据不同地区的地理环境特点来制订治疗方案和用药原则。不同的地区,由于地势高低、气候条件及生活习惯不同,所以治疗方法也不同。如我国西北地区地势高,气候寒冷干燥,喜食肉,则易患外寒里热证,治疗则应散其外寒,清其里热;东南地区地势低洼,湿热多雨,阳气外泄,易生内寒,治疗应止其外泄阳气,治其内寒。

3. 因人制宜

即根据年龄、性别、体质、生活习惯不同来制定治疗用药原则。年龄不同,则生理状况、气血盈亏不同,治疗用药也不同;性别不同,生理特点不同,如妇女有经、带、胎、产的情况,治疗用药也应考虑;由于每个人的先天禀赋和后天调养不同,身体有强有弱,还有偏寒偏热的差异,治疗用药也应有区别;再有职业、工作条件、生活习惯也与某些病症相关,在制定治疗方案时也应考虑。

【本章习题】

1. 什么叫中医学?中医学的基本特点是什么?
2. 如何理解中医学的整体观念?
3. 从哪几方面说明人是有机的整体?

4. 什么是证？什么是辨证论治？
5. 什么叫脏腑？共分几类？
6. 五脏、六腑的生理功能特点各是什么？
7. 为什么说心主血脉？
8. 五脏的生理功能各是什么？
9. 肺主气指什么？
10. 脾主运化的生理功能体现在哪些方面？
11. 什么叫脾主升清？
12. 简述肝主疏泄的生理功能。
13. 如何体会肾主纳气？
14. 五脏的在志、在液、在体和在窍各指什么？
15. 六腑的主要生理功能是什么？
16. 简述经络的组成、循行和主要功能。
17. 人体常用穴位的名称、部位和主要功能是什么？
18. 致病因素包括哪些？
19. 简述"六淫"的性质和致病特点。
20. 中医的防病保健原则是什么？

第四章

保健刮痧基本知识

本章主要掌握保健刮痧的基本概念、原理、操作手法、适应范围、注意事项、禁忌证以及常用的刮痧用品知识，为今后学习保健刮痧的理论知识和操作技能奠定基础。

保健刮痧的操作手法按刮拭力量大小分有轻刮法、重刮法；按刮拭速度分有快刮法、慢刮法；按刮拭的体表方向分有直线刮法、弧线刮法、逆刮法、摩擦法、梳刮法；按刮拭的特殊手法分有点压法、按揉法；按刮痧板接触的部位分有角刮法、边刮法。

保健刮痧常用体位有坐位、仰靠坐位、站位、仰卧位、俯卧位和侧卧位等。刮痧时的体位根据顾客的身体情况、所选择的服务项目和周围环境条件来决定。

保健刮痧主要应用范围有头痛、颈痛、肩痛、背腰痛、腿痛、感冒、便秘、腹泻、食欲不振、痛经、疲劳、失眠、肥胖、痤疮和养颜美容等。

保健刮痧操作程序主要内容有确定保健刮痧类型和刮拭部位，选择适宜进行刮痧操作的体位，并暴露将要刮拭的部位，用热毛巾擦拭清洁，依次均匀涂抹刮痧介质，用刮痧板轻轻往返涂抹，摩擦相应部位的皮肤，使顾客觉得局部有热感，然后按要求对不同顾客进行适宜的刮拭。

刮痧的强度和时间以手法的轻重、力量的大小、时间的多少、间隔的长短和顾客的年龄、性别、体质、身体状况以及出痧情况等因素而定。刮痧板接触皮肤，力量适中，以顾客承受为度。

常用的刮痧用品有刮痧板和刮痧介质。刮痧板有水牛角和玉石材料之分；刮痧介质有刮痧润肤油和刮痧润肤乳的区别。

保健刮痧的注意事项、禁忌证应该重视，突出保健刮痧的安全性，在应用范围内进行刮痧保健。

第一节　刮痧的基本概念

一、刮痧概述

传统刮痧疗法是用边缘光滑的嫩竹板、瓷器片或瓷碗的边缘、小汤勺、铜钱、玻璃、毛发或苎麻等不易损伤皮肤的器具，蘸食用油、酒、清水或油脂，在人体皮肤表面进行由上而下、由内向外的反复刮拭，直到皮肤出现红色斑点或瘀血斑块的现象，以解除病痛、治疗疾病的民间自然简易治疗方法。多应用于治疗发生在夏季和秋季的疾病，如中暑、风热感冒、肠胃消化道病症等。大多数学者认为，刮痧由推拿、针灸、拔罐、放血等疗法变换而来。

现代刮痧疗法是在中医基础理论指导下，遵循经脉运行和病变特点，用特制的水牛角刮痧板和具有清热解毒、活血止痛的润滑剂，在古人刮痧基础上进行更为广泛治疗疾病的一种外治方法。由于刮痧疗法具有防治疾病，保健强身，无须服药，简便易行而且见效甚快的特点，近年来在一些综合性医院或具有中医特色的专科医院的针灸科、推拿按摩科、理疗科、康复科等多采用该法配合，以治疗疼痛性疾病、骨关节退行性疾病和神经、肌肉、血管性疾病等，均取得了较好的防治效果。目前，该法已被列入医疗保险收费目录中，在医疗机构中主要由医务人员操作，深受医患者的欢迎。

保健刮痧是以保健为主要目的的刮痧方法，手法更简便，操作更安全，主要针对疾病早期预防、病后康复、功能性病症以及亚健康征候、减肥美容、消除疲劳、提高机能等。

二、刮痧的历史渊源

刮痧疗法的历史可以追溯到 2 000 多年前的《黄帝内经》时代，是砭石疗法或刺络疗法的一种，长期以来流传于民间，薪火相传，沿用不废。宋代王裴《指述方瘴疟论》称之为"桃草子"。《保赤推拿法》记载："刮者，医指挨皮肤，略加力而下也。"它多用于治疗痧症，即夏季外感中暑或湿热温疟疫毒之疾，皮肤每每出现花红斑点，亦称"夏法"。元明以后，民间治疗痧病的经验引起医学家的注意。如，危亦林的《世医得效方》就对"搅肠沙"进行了记述："心腹绞痛，冷汗出，胀闷欲绝，俗谓搅肠沙。"又如，杨清叟《仙传外科秘方》、王肯堂《证治准绳》、虞博《医学正传》、龚廷贤《寿世保元》、张景岳《景岳全书》等均记载有关痧症及治痧的经验。至清代，郭志邃撰写了第一部刮痧专著《痧胀玉衡》，从痧的病源、流行、表现、分类、刮痧方法、工具以及综合治疗方法等方面都做了较为详细的论述。例如，在治疗方面指出："背脊颈骨上下，及胸前胁肋，两背肩臂痧，用铜钱蘸香油刮之，或用刮刷子脚蘸香油刮之。头额腿上痧，用棉纱线或麻线蘸香油刮之。大小腹软肉内痧，用食盐以手擦之。"此后又有另一部刮痧专著——陆乐山的《养生镜》问世。此二书成为能使刮痧跃为一门专科技术的基石。从此，清代论述痧病的专著日渐增多，有 10 多部，其他著作中记载刮痧医术的则更多。

1960 年人民卫生出版社出版了江静波先生著的《刮痧疗法》一书，开创了现代研究刮痧之先河，将刮痧、放痧、拍法等以"刮痧"概之，使刮痧由原来局限的"痧病"和"出痧"走上了学术论坛，为之名正。1990 年以后，在全球回归自然疗法的热潮中，刮痧疗法比肩成势，并有多部著作面世，例如吕季儒《吕教授刮痧健康法》，王敬、杨金生《中国刮痧健康法》，张秀勤、郝万山《全息刮痧法》，侯志新《经络微针穴区刮痧法》，孔垂成《中医现代刮痧教程》，傅贞亮《中医刮痧疗法130问》，漆浩、刘硕等《排痧养生祛病法》，王富春、赵艳鸿等《刮痧疗法》等10余部，使刮痧疗法登上了医疗保健的舞台。这些著作的特征有三：在理论上，由经验刮痧发展成为由中医针灸经络理论指导，循经走穴，内症外治的辨证刮痧；在实践中，扩大了刮痧疗法的应用范围，由原来的治疗痧病发展到内外妇儿等科近400种病症，并涉及消除疲劳、减肥、养颜养容等养生保健领域；在机理研究上，从活血化瘀、免疫调节、改善新陈代谢等方面进行钻研，使刮痧疗法与针灸、按摩、拔罐等方法成为公费医疗、医疗保险的特色项目，同时也成为广大群众自我保健和创业就业的一项劳动服务技能。刮痧真可谓是"不用手的按摩，不用针的针灸，用刮痧板的拔罐"，以其简、便、廉、验、速和易学、易做、安全、有效的特点，为人类的健康事业做出了贡献。

三、刮痧用品介绍

1. 水牛角刮痧板

我国民间使用的刮痧板种类较多，如铜钱、银圆、瓷杯、瓷汤勺、苎麻、棉纱线、头发团、水牛角、玉石板等。刮痧板的使用与当时的科技水平和地理、气候环境有密切关系，如明清多用铜钱、南方多用水牛角。刮痧板的质地材料不同，其应用和保养方法也不相同，目前多选用水牛角刮痧板。

水牛角刮痧板是现代家庭、医院和刮痧中心最常用的一种刮痧工具。为了便于不同部位的操作和使用，制作成多种形状。水牛角属天然材料，除具有光滑耐用、易于擦洗消毒和天然无静电、无毒的优点外，它还是一种名贵的中药，具有清热解毒、软坚散结、活血止痛、解热镇惊的作用，可以促进血液循环，减轻疼痛，有助出痧和提高效果，而且货源充足、价格适宜，大众乐于接受。

水牛角刮痧板（见图4—1）一侧薄而外凸为弧形，刮痧操作时安全且利于出痧；对侧厚而内凹或为直线形，多用于体虚或保健者；刮痧板棱角处多用于点穴。另外还设置有缺口，便于刮拭手指、足趾、脊柱部位，以扩大接触面积，减轻疼痛，提高效果。头发浓厚且长者，经常使用梳子状刮痧板，便于刮拭头部和保护头发。无论何种形状的刮痧板，边缘必须光滑、圆钝，以便保护皮肤，加强效果，减轻刮痧时的痛感。

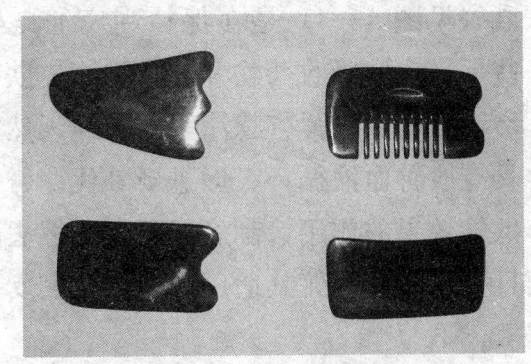

图4—1 常用刮痧板

2. 刮痧润肤油（活血剂、润肤油、精油）

刮痧润肤油（见图4—2）是进行刮痧时涂抹在人体体表的润滑保护介质之一。明清以前刮痧常用的介质是香油、食用油、酒、猪脂、水或药汁等，随着科学的发展，人们克服以前刮痧介质的种种不足，研制了新型的刮痧专用介质——刮痧润肤油（刮痧活血剂）。它使用传统中药与医用润肤油，经现代工艺精炼而成，具有清热解毒、预防感染、活血化瘀、缓解疼痛、解肌发表、帮助透痧以及润肤护肤、减少皮损和摩擦等作用。经过10多年的实际使用，在医疗和保健刮痧方面有较好的作用，逐渐淘汰了从前的香油、食用油、猪脂、水、酒、药汁等介质。那些用于治疗跌打损伤的外用药物（油、酊），因其含有收敛、挥发、麻醉止痛的成分，不利于出痧，不宜使用。

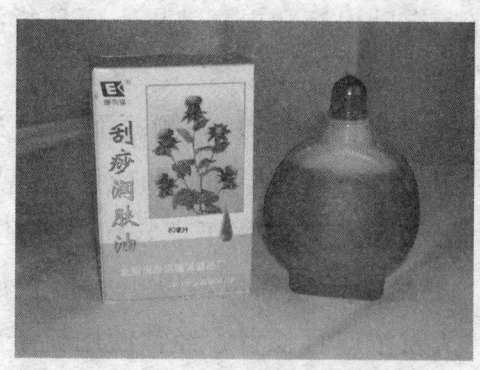

图4—2 刮痧润肤油

3. 刮痧润肤乳（膏）

刮痧润肤乳（见图4—3）是在保持刮痧油良好作用的基础上，增加一些促进皮肤吸收药物和营养滋润皮肤的成分，由维生素E、人参茎叶皂甙、鲜芦荟汁等多种纯天然植物精制成白色乳膏状，具有改善血液循环、促进新陈代谢、润肤通经透痧和增强刮痧保健效果的作用，刮痧后可不必擦去，又能减少衣物污染，而且携带方便。尤其适用于面部、妇女、儿童的保健刮痧。

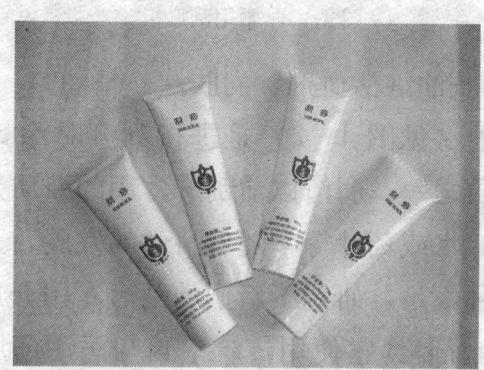

图4—3 刮痧润肤乳

四、刮痧的作用原理

1. 舒经活络，活血化瘀，改善微循环

刮痧疗法直接刺激体表皮肤，舒经活络，活血化瘀。刮痧一般均先刮头颈部，由于"头为诸阳之会"，吴尚先《理论骈文》中记载："阳痧腹痛莫妙以瓷调羹蘸香油刮背，盖五脏之系，咸在于背，刮之则邪气降，病自松解。"说明五脏六腑之精气皆聚于头，且其腧穴均分布于背部，刮治可使脏腑秽浊之气通达于外，促进全身的气血流畅，使血液回流加快，循环增强，从而改善全身的血液循环。

2. 排毒解毒，促进新陈代谢

皮毛有直接呼吸和排泄的作用。通过对皮肤的刮拭，能发汗解表，排毒解毒，使体内的瘀血浊毒排于体外，并且使血液和淋巴液的循环增强，使末端的肌肉和神经得到充分的营养，从而促进和加强了全身的新陈代谢。

3. 提高人体的全身免疫力

刮痧可直接通过腧穴的作用调理脾胃，使机体气血旺盛，正气内守，不易被邪气伤害，有强身保健之功效。现代医学认为，刮痧直接刺激了神经末梢，增强其传导以加强人体的防御机能。

4. 调整骨关节的结构和功能

肌腱、韧带对保持骨关节的位置和功能具有重大的作用。刮痧从根本上改善组织营养，使缺氧和代谢产物堆积所导致的痉挛疼痛以及退型性病变得到缓解，放松肌肉，促进代谢，松解粘连，促进骨关节的运动以及损伤瘀血的吸收，从而调整了骨关节的功能。

总之，保健刮痧的机理与针灸、按摩、点穴有密切的关系，主要表现在如下几个途径：

（1）神经反射 刮痧具有3种作用，即机械刺激、电位形成和由于细胞损伤释放出生物活性物质的作用，于是刮拭部位的神经发出向心神经冲动，机体对这样的刺激作出了局部的、节段的和全身的应答反应，通过躯体神经系统、植物神经系统以及下丘脑—垂体—肾上腺系统增强机体内环境的适应性和防御机制，提高人的适应能力。

（2）体液调节 刮拭使局部组织产生一系列化学物质，

如组织胺、激肽、5-羟色胺、前列腺素 E 等的释放和变化，引起一系列的刺激反应。这些介质引起的刺激反应包括：血管反应；细胞内 cAMP（环磷酸腺苷）和 cGMP（环磷酸鸟苷）水平改变引起的细胞反应和免疫反应的变化；通过体液和植物神经反射途径再影响细胞内 cAMP 和 cGMP，控制免疫学反应。

（3）植物神经的作用　刮痧既可产生拟交感、拟副交感神经的作用，又可产生抗副交感神经的作用，其作用机理是通过植物神经途径来实现的，如，点按人中穴对心血管系统产生拟交感神经样效应，按揉足三里产生拟副交感神经样作用。

（4）"气—生物能"　有学者认为"气"是生命的能量，经络就是"气"运行全身的通道。因而"气"的运行就是动作电位在植物神经纤维上的传播，而推动动作电位的则是 aTP（三磷酸腺苷）分解释放的能量。也有人认为体内"气"的电位是不均匀分布的，经络是场力的聚集，脏腑是人体"气"的原始产生者，在刮拭过程中，使"气"的变化发生了作用。

（5）结缔组织的调节　刮痧作用不仅可通过植物神经，还可以通过结缔组织调理内脏系统。实践证明，当肠蠕动亢进时，在腹部和背部适当部位刮痧，通过经络将气血运行到全身，使亢进者受到抑制；相反，也会使蠕动加快。由此可见，刮痧对内脏的调理作用是双向的。

第二节　刮痧的适应范围

一、医疗刮痧简述

刮痧疗法临床应用较为广泛，明清以前主要用于治疗各种痧症。痧症是指发生于夏、秋季，因感受风、寒、暑、湿、燥、火六淫之邪气或疫疠之秽浊而出现的一类病症，其症状主要表现为发热、头痛、咳嗽、烦闷、眩晕胸闷、手足肿痛、面肿体痛、脘腹痞满、恶心呕吐、腹泻、指甲青黑等，通过刮痧治疗后，各类症状减轻。现代临床刮痧根据中医经络理论辨证论治，凡针灸、推拿按摩、拔罐、理疗等疗法治疗的常见病、慢性病，均可采用刮痧疗法，据统计治疗的病种多达400种，涉及内外妇儿各科，如：头痛、感冒、发热、咳嗽、胃痛、腹泻、便秘、痹症、痿症、失眠、高血压、动脉硬化、中风后遗症、颈椎病、肩周炎、腰腿疼痛、各种神经疼痛、软组织劳损、痛经、月经不调、小儿营养消化不良（疳积）等。尤其对于外感类疾病、骨关节疼痛性病变以及神经肌肉血管病变和病后康复等有比较好的疗效。

二、保健刮痧应用

20世纪80年代末，随着人民生活水平的提高，刮痧疗法以其简、便、廉、验、速以及副作用少、安全可靠等特点，被人们作为保健强体的防病方法而发展起来。刮痧疗法在疾病的预防、病后康复以及现代人常见的"亚健康状态"调控中起到良好的保健作用，如经常刮拭头部可缓解头皮紧张和改善头部血管的血液循环，消除疲劳；刮背部各腧穴，可调理五脏六腑之气血，使机体内外平衡协调，气血运行通畅；刮内关对心脏进行双向调节，使心主血脉和主神志功能正常；刮腹部和足三里等经穴，调理脾胃气血，增强胃肠蠕动，使消化吸收功能如常运行，人体精力充沛，气血旺盛。总之，通过我们实践观察，经常刮拭头部（太阳穴、百会穴、风池穴）、内关、足三里及腹部（关元、中极、气海），可改善人体脏腑气血功能，调整机体内外阴阳平衡，从而达到预防保健、延年益寿之功效。保健刮痧主要应用范围是：头痛、颈痛、背腰痛、腿痛、感冒、牙痛、便秘、腹泻、食欲不振、痛经、疲劳、失眠、养颜美容等。

以上病症或不适，通过保健刮痧，能够减轻病痛，改善症状，提高或恢复机能，近期和远期效果都比较理想。尤其在社区服务中心、康体中心、保健中心、洗浴中心、美容院、刮痧中心等专业机构开展亚健康保健刮痧，深受大众欢迎。

三、自我保健刮痧

自我保健刮痧是人们坚持自己刮痧或在家庭成员之间、单位同事之间进行相互刮痧，以达到锻炼和保健的方法。它主要指针对现代人工作节奏加快、压力增大、运动不足、睡眠质量下降以及环境污染（水、空气、噪声、电磁波）等因素影响下的心身疲劳和不适，为了缓解身心疲劳和提高应激能力所进行的自我保健刮痧方法。主要应用范围是亚健康人群、慢性病患者康复刮痧、中老年人彼此保健刮痧和自我休闲刮痧。坚持自我休闲刮痧者多将刮痧作为一种时尚运动保健项目，如在看电视、乘车或与他人交谈聊天时等环境场合进行刮痧放松锻炼。其刮痧的手法要求轻柔顺畅，以舒服为度，多不受时间地点限制。慢性腹泻、肠胃功能不足者经常刮拭腹部和下肢的足三里穴位；心肺功能差者经常刮拭胸前及上肢内侧（内关）等穴位，均可促进疾病康复，恢复健康。

第三节　刮痧的基本方法

一、刮痧的次序

刮痧次序是指对人体进行保健刮拭时，所选择刮拭部位的顺序。一般来讲，对于整体保健刮痧者，其顺序为：头、颈、肩、上肢、背腰、胸腹及下肢。对于局部保健者，颈部保健的顺序为头、颈、肩、上肢；肩部保健的顺序为头、颈、肩上、肩前、肩后、上肢；背腰部保健的顺序是背腰部正中及双侧和下肢。刮痧顺序总的原则是先头面后手足，先胸腹后背腰，先上肢后下肢，逐步按顺序刮痧。

二、刮痧的方向

刮痧疗法在操作过程中除注意刮拭部位顺序外，还要注意每一个部位的刮拭方向，头部一般采用梳头或散射法，面部一般由里向外，由下向上刮拭，胸部正中由上向下，双侧则由内向外，背部、腰部、腹部则常采用由上向下，逐步由里向外扩展，四肢常向末梢方向刮拭。总的原则是：由上向下，由内向外，单方向刮拭（见图4—4）。

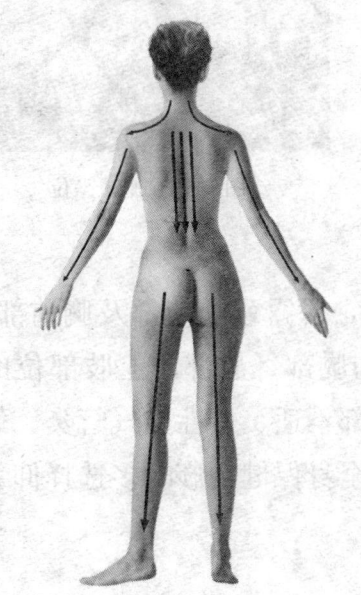 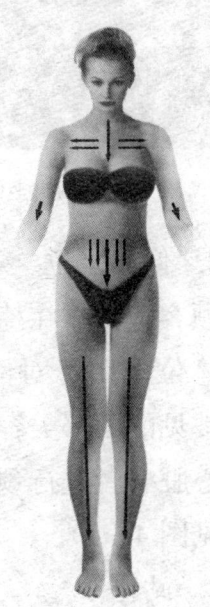

图4—4 人体各部位刮拭方向

三、刮痧常用体位

刮痧时的体位根据顾客的身体情况、所选择的服务项目和周围环境条件来决定。其目的是为了给保健刮痧师创造条件，能够准确选择刮拭部位，让顾客感到轻松舒适，并且能达到保健效果。主要体位如下：

1. 坐位

多用于对头面部、颈项、肩部、上肢和背部区域的刮拭。常见的头痛、感冒、颈痛、肩痛等刮痧时多选择坐位（见图4—5、图4—6）。

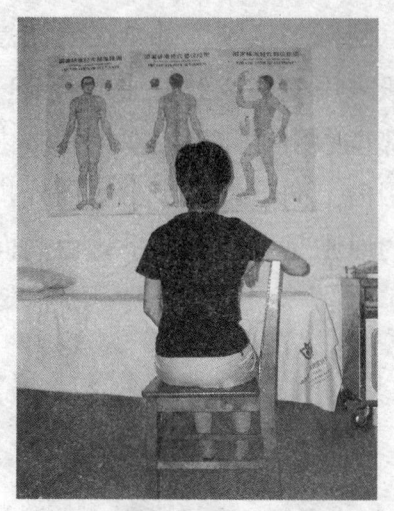 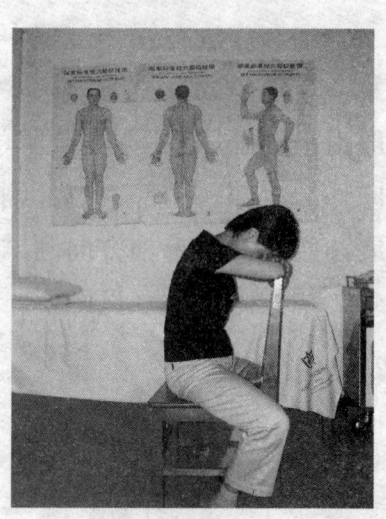

图 4—5　侧扶坐位　　　　图 4—6　俯扶坐位

2. 仰靠坐位

顾客背部靠在椅背坐于椅上，暴露颈项前部及胸前部位。这种体位多用于对面部、颈前和胸部、肩部、上肢部位的刮拭。常见的面部美容，或对有咽部不适、慢性支气管炎、气管炎、心脏病者进行颈痛、肩痛和全身保健刮痧时多选择仰靠坐位（见图 4—7）。

3. 站位

顾客前倾稍弯腰站于床、桌或椅前，双手扶着床、桌边或椅背，使背部、下肢暴露，关节、肌肉舒展，便于操作。此种体位多用于对背部、腰部、臀部和下肢部位的刮拭。常见的背痛、腰痛、腿痛及下肢不适等多选择站位（见图 4—8）。

4. 仰卧位

顾客面朝上仰卧在床上，暴露面、胸、腹及上肢内侧。仰卧位多用于对面部、胸部、腹部和上肢内侧部位的刮拭，尤其适用于老年人、妇女和全身保健者。常见的面部美容、心肺不适的胸部刮拭，腹泻、腹痛、减肥和全身保健刮痧等多选择仰卧位（见图 4—9）。

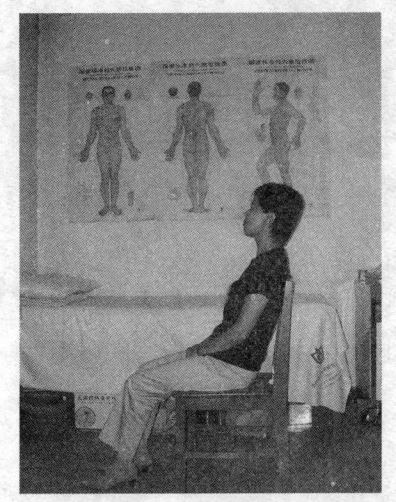
图 4—7 仰靠坐位

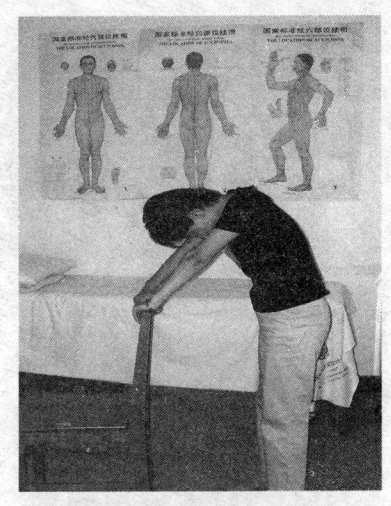
图 4—8 站位

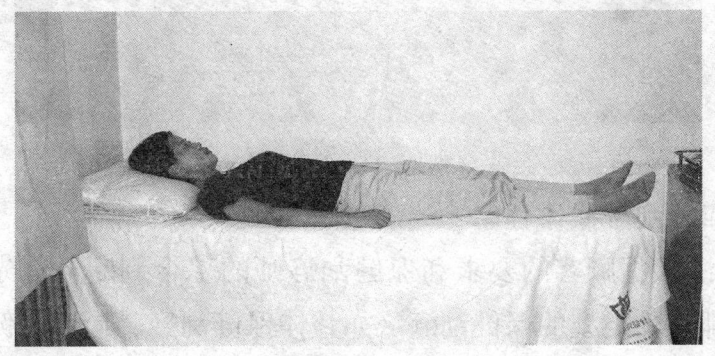
图 4—9 仰卧位

5. 俯卧位

顾客面部朝下，俯卧床上，暴露头、颈、背、臀及下肢后侧。俯卧位多用于对头后部、颈后、肩上、背腰、臀部和下肢内、外、后侧的刮拭，尤其适用于全身保健时选用。常见的颈痛、肩痛、背痛、腰痛、疲劳、腿痛、失眠、全身保健或背部刮痧配合拔罐、走罐等多选择俯卧位（见图4—10）。

6. 侧卧位

顾客侧身卧于床上，暴露侧半身及身体前后。侧卧位多用于对肩部、臀部和下肢外侧的刮拭。常见的肩周疼痛、髋部疼痛以及下肢一侧骨关节疼痛时多选择侧卧位（见图4—11）。

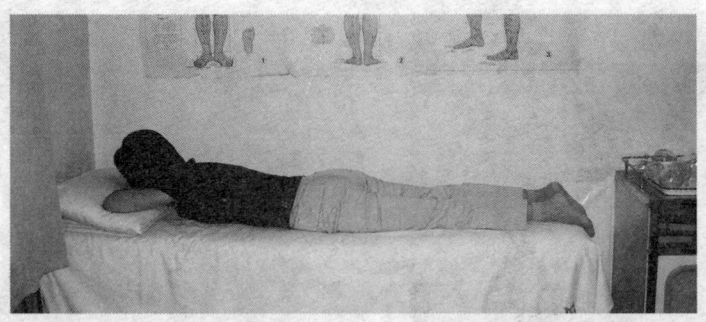

图 4—10　俯卧位

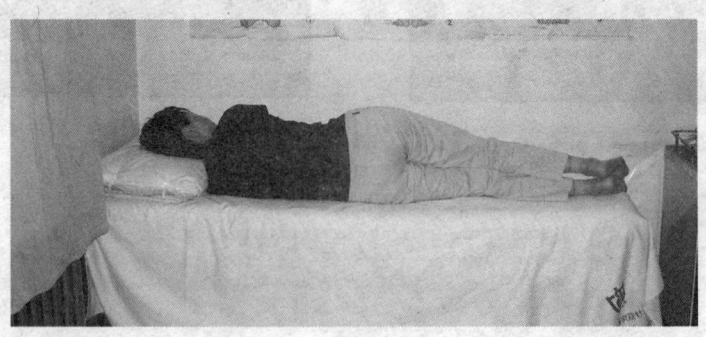

图 4—11　侧卧位

四、刮痧操作程序

1. 根据顾客的要求和保健刮痧师的综合判断，首先决定进行哪一种类型的保健刮痧（如整体保健刮痧、局部保健刮痧或针对性保健刮痧），以便确定在哪些部位进行刮拭。

2. 选择适宜进行刮痧操作的体位，并暴露将要刮拭的部位，用热毛巾擦拭清洁，使顾客放松。

3. 依次均匀涂抹刮痧介质，用刮痧板轻轻往返涂抹，摩擦相应部位的皮肤，使顾客觉得局部有热感为宜。

4. 按要求对不同顾客、不同部位选择最适宜的刮痧手法进行刮拭。

五、刮痧基本手法

1. 握持刮痧板方法

单手握板，将板放置掌心，一侧由拇指固定，另一侧由食指和中指固定，也可由拇指以外的其余四指固定（见图 4—12

和图4—13），利用腕力进行刮拭，刮痧板移动方向与皮肤之间夹角以45度为宜（见图4—14和图4—15），角度不可太大，也不可使用削铲法（见图4—16）。

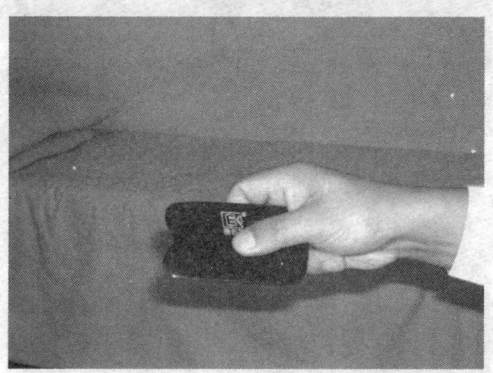

图4—12　握板法（正面）

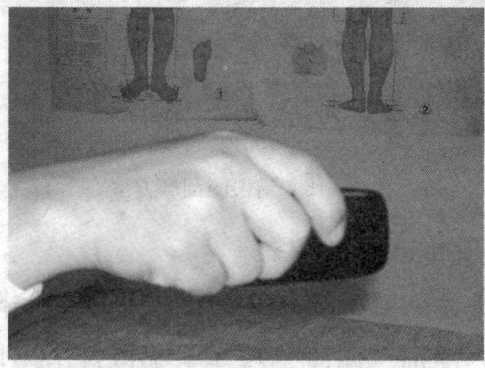

图4—13　握板法（背面）

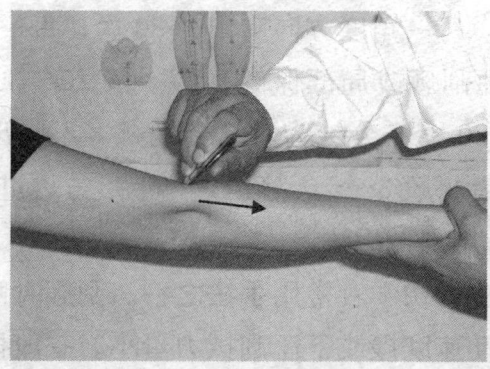

图4—14　刮拭方向

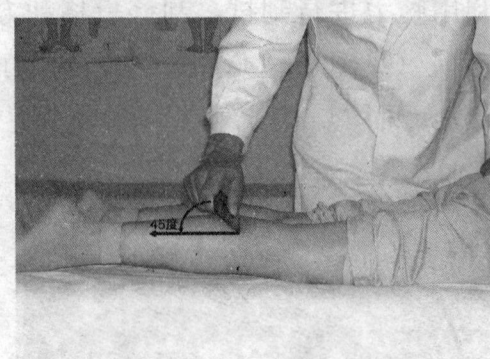

图4—15 刮板角度

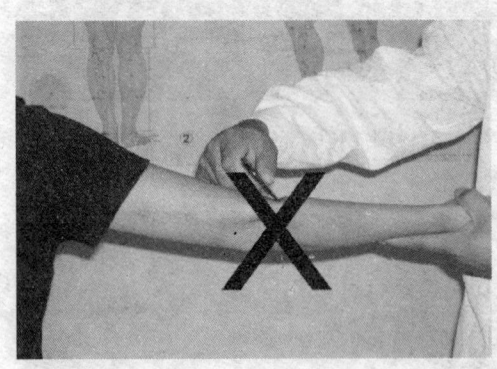

图4—16 错误的刮痧方法

2. 刮痧的强度和时间

手法的轻重，力量的大小，时间的长短，间隔的长短，依据顾客的年龄、性别、体质、身体状况以及出痧情况等因素而定。刮痧板接触皮肤时力量应适中，以顾客能承受为度，做单方向均匀刮拭，每一角度方向刮15～30次，每一部位刮拭3～5分钟。针对性刮痧或局部保健刮痧一般20～30分钟，全身整体保健刮痧40～50分钟为宜。个别顾客不易出痧，不可强求出痧。出痧者一般3～5天痧退，痧退后方可进行再次刮拭。

3. 几种常用刮拭手法

（1）轻刮法　初学者常用手法之一。刮痧时刮痧板接触皮肤面积大，移动速度慢或下压刮拭力量小。一般接受者无疼痛或其他不适感觉，多适应于对儿童、妇女、老年体弱者以及面部的保健刮拭（见图4—17）。

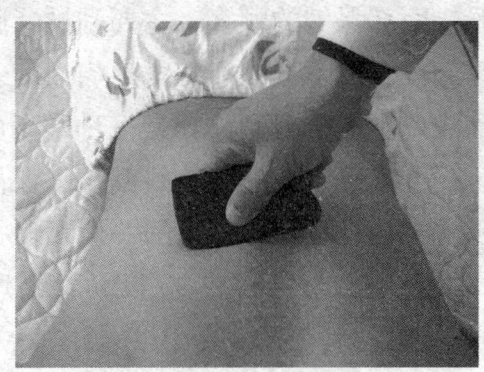

图 4—17　轻刮法

（2）重刮法　是一种针对骨关节软组织疼痛性病症所采取的一种手法。在刮痧时刮痧板接触皮肤面积小，移动速度快或下压刮拭力量较大，以顾客能承受为度。多适应于对年轻力壮、体质较强或背部脊柱两侧、下肢及骨关节软组织较丰满处的刮痧（见图 4—18）。

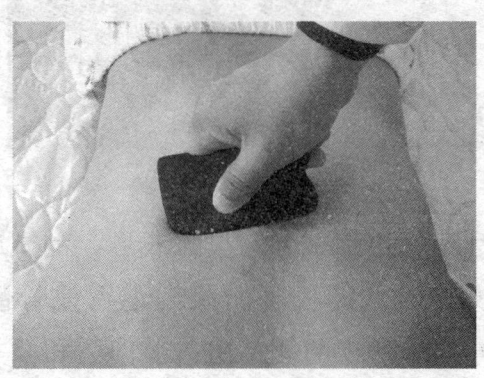

图 4—18　重刮法

（3）快刮法　指刮拭的次数每分钟 30 次以上，力量有轻重之别。力量重，快速刮，多用于体质强壮的顾客，主要刮拭背部、下肢或其他明显疼痛的部位；力量轻，快速刮，多用于体质虚弱或整体保健的顾客，主要刮拭背腰部、胸腹部、下肢等部位，以顾客舒适为度。

（4）慢刮法　指刮拭的次数每分钟 30 次以内，力量也有轻重之别。力量重，速度慢，多用于体质强壮的顾客，主要刮拭腹部、关节部位和一些明显疼痛的部位；力量轻，速度慢，多用于体质虚弱或面部保健的顾客，主要刮拭背腰部正中、胸部、下肢内侧等部位，以不让顾客感觉疼痛为度。

（5）直线刮法　也称直板刮法，是一种常用的手法，就是利用刮痧板的上下边缘在体表进行直线刮拭。保健刮痧师一般用右手拿住刮痧板，拇指放在刮痧板的一侧，食指和中指或四指放在刮痧板的另一侧，与体表成45度角，刮痧板薄的一面1/3或1/2与皮肤接触，利用腕力下压并向同一方向直线刮拭（见图4—19），要有一定长度。这种手法适用于对身体比较平坦部位的经脉和穴位（如背部、胸腹部和四肢部位）进行刮痧。

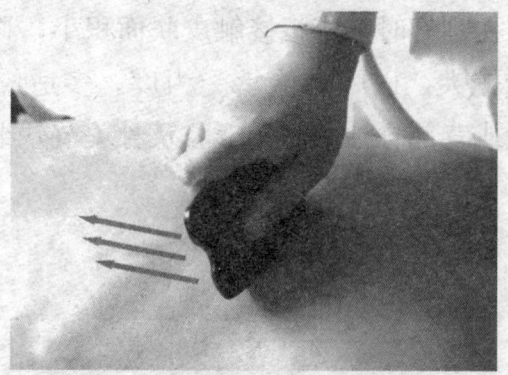

图4—19　直线刮法

（6）弧线刮法　指刮拭方向呈弧线形，刮拭后体表出现弧线形的痧痕，操作时刮痧板多循肌肉走行或骨骼结构特点而定。对胸部肋间隙、颈项两侧、肩关节前后和膝关节周围刮痧多用此法（见图4—20）。

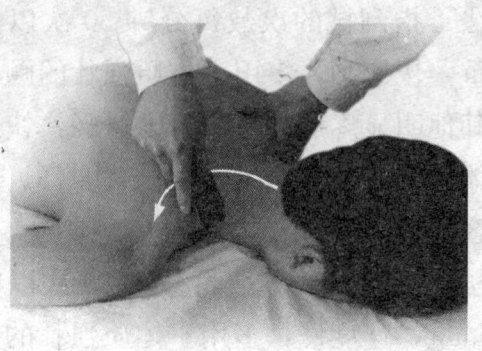

图4—20　弧线刮法

(7) 逆刮法　指刮痧方向与常规的由里向外、由上向下方向相反，即由下向上或由外向里进行刮拭的方法。多用于对下肢静脉曲张、下肢浮肿或按常规方向刮痧效果不理想的部位。逆刮法操作宜轻柔和缓，从近心端部位开始逆刮，逐渐延长至远心端，其方向是由远心端向近心端（见图4—21），其目的是促进静脉血液回流，减轻水肿或疼痛。

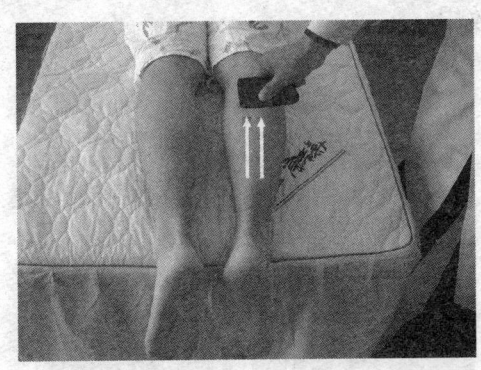

图4—21　逆刮法

(8) 摩擦法　将刮板的边、角或面与皮肤直接紧贴或隔衣、布进行有规律地旋转移动或直线往返移动的刮拭，使皮肤产生热感为度并向深部渗透，其左右移动力量大于垂直向下压按用力（见图4—22）。操作时动作轻柔，移动均匀，可快可慢。一个部位操作完成后再进行下一个部位。多用于对麻木、发凉或绵绵隐痛部位刮痧，如肩胛内侧、腰部和腹部。另外，每一部位在刮痧前可使用该法使皮肤有热感后再继续其他操作手法。

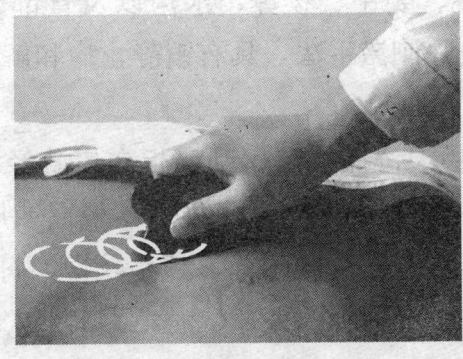

图4—22　摩擦法

(9) 梳刮法　使用刮痧板或刮痧梳子（见图4—23）从前额发际处及双侧太阳穴处向后发际处做有规律的单方向刮拭，刮痧板或梳子与头皮成45度角，轻柔和缓刮拭，如梳头状，故名梳刮法。梳头时力量适中，一般逐渐加力，在穴位或痛点处可适当使用重刮或点压、按揉。此法具有醒神开窍、消除疲劳、防治失眠的作用，患有头痛、疲劳、失眠等病症用该法可以达到良好的效果。

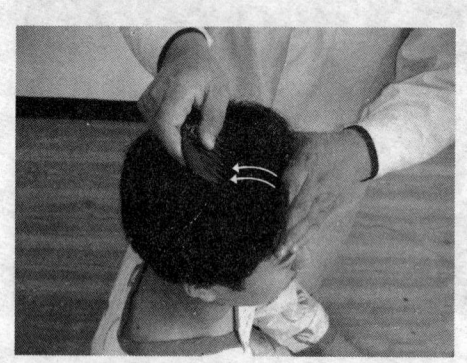

图4—23　梳刮法

(10) 点压法　点压法也叫点穴手法，多用于对穴位或痛点的点压，与按摩法配合使用。用刮痧板的厚边角与皮肤成90度角，力量逐渐加重，以耐受为度，保持数秒钟后快速抬起，重复操作5～10次。操作时将肩、肘、腕的力量凝集于刮痧板角，施术要灵活，既要有弹力又要坚实。此法适用于肌肉丰满、刮痧力量不能深达或不宜直接刮拭的部位和骨骼关节凹陷部位，如环跳、委中、犊鼻、水沟以及背部脊柱棘突之间等。它是一种较强刺激手法，具有镇静止痛和解痉作用，多用于实证（见图4—24）。

(11) 按揉法　按揉法是用刮痧板在皮肤经络穴位做点压按揉，向下有一定压力，点下后做往复来回或顺逆旋转的手法。操作时刮痧板紧贴皮肤不移，频率较慢，每分钟50～100次。常用于足三里、内关、太冲、涌泉、太阳穴等穴位（见图4—25）。

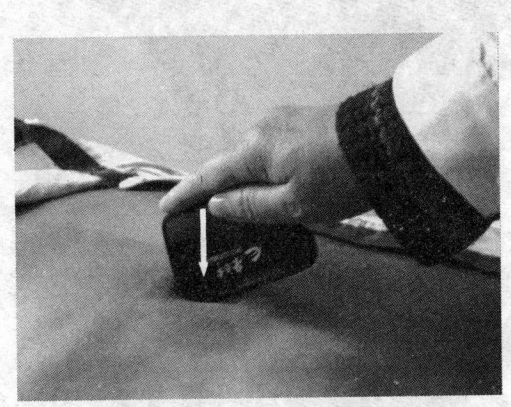

图4—24 点压法

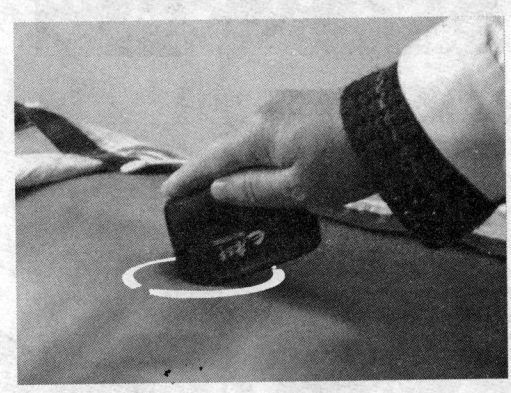

图4—25 按揉法

（12）角刮法 使用特制的角形刮痧板（见图4—26）或让刮痧板的棱角接触皮肤，并成45度角，自上而下或由里向外刮拭，手法要灵活，不宜生硬，适宜于四肢关节、脊柱双侧经筋部位、骨突周围、肩部穴位（如风池、内关、合谷、中府等）。因角刮接触面积相对小，要避免用力过猛而损伤皮肤。

（13）边刮法 是最常用的一种刮痧方法。将刮痧板的两侧长条棱边或厚边或薄边与皮肤接触成45度角进行刮拭（见图4—27）。该法适宜于对大面积，如腹部、背部和下肢等部位的刮拭。

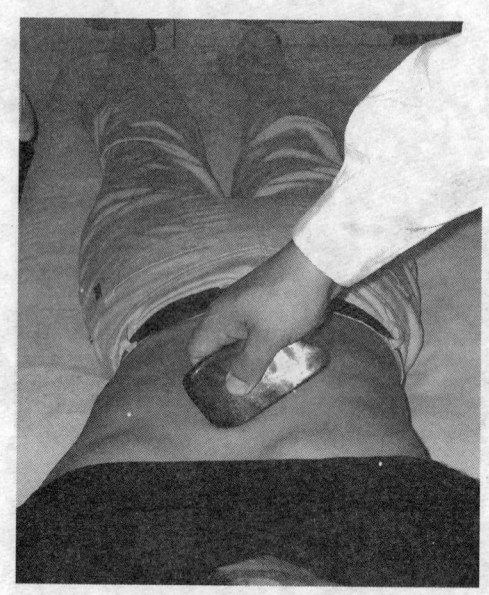

图4—26 角刮法

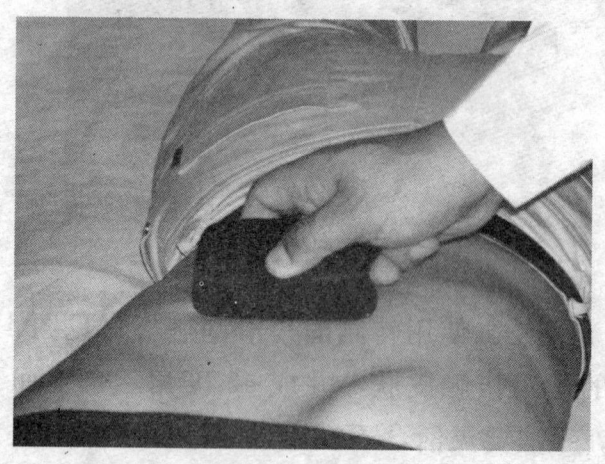

图4—27 边刮法

第四节 刮痧的注意事项、禁忌证

一、刮痧的注意事项

1. 根据保健刮痧的适用范围，接待适合进行保健刮痧的顾客，不宜超出相应范围。

2. 顾客的体位是否合适，对于正确的刮拭操作、防止晕刮和能否取得良好效果有很大的影响，在保健刮痧时一定要选择合适的体位。

3. 根据顾客的体质，选择好合适的刮痧部位后，尽量暴露。若刮拭部位不清洁，要用消毒用品、热毛巾、卫生纸巾或酒精棉球擦洗干净，预防感染。

4. 对于初次接受保健刮痧的顾客，应做必要的解释工作，以消除顾客的紧张心理。

5. 刮痧时应保持室内适宜温度，尤其是在冬季应避免伤风受寒；夏季应回避风扇、过堂风及空调直吹刮拭部位。

6. 刮痧后，顾客可休息一会儿，并喝适量温开水。不宜即刻食用生冷食物或洗凉水澡。

7. 刮痧时用力要均匀，手法由轻到重，以顾客能承受为度，刮到局部潮红或出现痧斑、痧点为止。

8. 一部分顾客经过刮拭后不易出痧，不可大力重刮或长时间刮拭。

9. 年迈体弱、年幼、对疼痛敏感的顾客，使用轻刮法刮拭，并注意观察顾客面色表情及全身情况，随时调整方案。

10. 刮痧后痧斑未退，不宜在原处进行再次刮拭出痧。一般间隔3～5天，待痧退后方可在原部位再刮。

11. 下肢静脉曲张或下肢易肿胀者，宜采用逆刮法，由下向上刮，注意不要从上向下刮。

二、刮痧的禁忌证

1. 有严重的心脑血管疾病、肝肾功能不全、全身浮肿者禁用刮痧。

2. 孕妇的腹部、腰骶部禁用刮痧。

3. 眼睛、口唇、舌体、耳孔、鼻孔、乳头、肚脐、前后二阴等部位禁止刮痧。

4. 凡体表有疖肿、破溃、疮痈、痣、斑疹和不明原因包块处禁止刮痧。

5. 急性扭伤、创伤的疼痛部位或骨折部位禁止刮痧。

6. 有接触性皮肤传染病者忌用本法或注意严格消毒后方可使用。

7. 有出血倾向者（如糖尿病晚期、严重贫血、白血病、再生障碍性贫血和血小板减少）慎用本法。

8. 过度饥饱、过度疲劳、醉酒者，不可当时重力大面积刮痧，特殊情况下可用轻刮法或点按刮拭。

9. 精神病患者禁用刮痧法。

【本章习题】

1. 刮痧的基本概念是什么？
2. 简述刮痧的历史渊源。
3. 常用的刮痧用品有哪些？各自有什么特点？
4. 刮痧的基本原理是什么？
5. 医疗和保健刮痧的适应范围各是什么？
6. 刮痧的次序、方向和常用体位是什么？
7. 刮痧基本手法及各自的适应证是什么？
8. 刮痧有哪些禁忌证和注意事项？

第五章

相关法律法规知识

本章主要介绍保健刮痧所涉及的相关法律法规基本知识。重点掌握劳动合同、劳动争议等与劳动者权利与义务关系密切的法律法规。掌握非执业医师从事医疗活动的责任与有关处罚。熟悉《中华人民共和国消费者权益保护法》的适用范围,经营者被处罚的有关内容。了解《公共场所卫生管理条例》所适用的公共场所,公共场所的卫生管理的有关处罚;熟悉公共场所应符合国家卫生标准和要求的项目内容和公共卫生管理有关要求。

第一节 《中华人民共和国劳动法》相关知识

一、劳动者的权利和义务

1. 劳动者享有平等就业和选择职业的权利、取得劳动报酬的权利、休息休假的权利、获得劳动安全卫生保护的权利、接受职业技能培训的权利、享受社会保险和福利的权利、提请劳动争议处理的权利以及法律规定的其他劳动权利。劳动者应当完成劳动任务,提高职业技能,执行劳动安全卫生规程,遵守劳动纪律和职业道德。

2. 用人单位应当依法建立和完善规章制度,保障劳动者享有劳动权利和履行劳动义务。

3. 劳动者有权依法参加和组织工会。工会代表应维护劳动者的合法权益，依法独立自主地开展活动。

4. 劳动者有权依照法律规定，通过职工大会、职工代表大会或者其他形式，参与民主管理或者就保护劳动者合法权益与用人单位进行平等协商。

二、劳动合同的内容与签订注意事项

1. 劳动合同是劳动者与用人单位确立劳动关系、明确双方权利和义务的协议。建立劳动关系应当订立劳动合同。

2. 订立和变更劳动合同，应当遵循平等自愿、协商一致的原则，不得违反法律、行政法规的规定。劳动合同依法订立即具有法律约束力，当事人必须履行劳动合同规定的义务。

3. 下列劳动合同无效：

（1）违反法律、行政法规的劳动合同。

（2）采取欺诈、威胁等手段订立的劳动合同。

无效的劳动合同，从订立的时候起，就没有法律约束力。确认劳动合同部分无效的，如果不影响其余部分的效力，其余部分仍然有效。劳动合同的无效，由劳动争议仲裁委员会或者人民法院确认。

4. 劳动合同应当以书面形式订立，具备劳动合同期限、工作内容、劳动保护和劳动条件、劳动报酬、劳动纪律、劳动合同终止的条件、违反劳动合同的责任等条款。

5. 劳动合同的期限分为有固定期限、无固定期限和以完成一定的工作为期限。劳动者在同一用人单位连续工作满十年以上，当事人双方同意续延劳动合同的，如果劳动者提出订立无固定期限的劳动合同，应当订立无固定期限的劳动合同。

6. 劳动合同可以约定试用期。试用期最长不得超过六个月。

7. 劳动合同当事人可以在劳动合同中约定保守用人单位商业秘密的有关事项。

8. 劳动合同期满或者当事人约定的劳动合同终止条件出

现,劳动合同即行终止。

9. 经劳动合同当事人协商一致,劳动合同可以解除。

三、劳动合同的解除

1. 劳动者有下列情形之一的,用人单位可以解除劳动合同:

(1) 在试用期间被证明不符合录用条件的。

(2) 严重违反劳动纪律或者用人单位规章制度的。

(3) 严重失职,营私舞弊,对用人单位利益造成重大损害的。

(4) 被依法追究刑事责任的。

2. 有下列情形之一的,用人单位可以解除劳动合同,但是应当提前三十日以书面形式通知劳动者本人:

(1) 劳动者患病或者非因工负伤,医疗期满后,不能从事原工作也不能从事由用人单位另行安排的工作的。

(2) 劳动者不能胜任工作,经过培训或者调整工作岗位,仍不能胜任工作的。

(3) 劳动合同订立时所依据的客观情况发生重大变化,原劳动合同无法履行,经当事人协商不能就变更劳动合同达成协议的。

3. 用人单位濒临破产进行法定整顿期间或者生产经营状况发生严重困难,确需裁减人员的,应当提前三十日向工会或者全体职工说明情况,听取工会或者职工的意见,经向劳动行政部门报告后,可以裁减人员。用人单位依据本条规定裁减人员,在六个月内录用人员的,应当优先录用被裁减的人员。

4. 用人单位依据本法有关规定解除劳动合同的,应当依照国家有关规定给予经济补偿。

5. 劳动者有下列情形之一的,用人单位不得解除劳动合同:

(1) 患职业病或者因工负伤并被确认丧失或者部分丧失劳动能力的。

(2) 患病或者负伤,在规定的医疗期内的。

(3) 女职工在孕期、产期、哺乳期内的。

（4）法律、行政法规规定的其他情形。

6. 用人单位解除劳动合同，工会认为不适当的，有权提出意见。如果用人单位违反法律法规或者劳动合同，工会有权要求重新处理；劳动者申请仲裁或者提起诉讼的，工会应当依法给予支持和帮助。

7. 劳动者解除劳动合同，应当提前三十日以书面形式通知用人单位。

8. 有下列情形之一的，劳动者可以随时通知用人单位解除劳动合同：在试用期内的，用人单位以暴力、威胁或者非法限制人身自由的手段强迫劳动的，用人单位未按照劳动合同约定支付劳动报酬或者提供劳动条件的。

四、工作时间

1. 国家实行劳动者每日工作时间不超过八小时、平均每周工作时间不超过四十四小时的工时制度。

2. 对实行计件工作的劳动者，用人单位应当根据有关规定的工时制度合理确定其劳动定额和计件报酬标准。

3. 用人单位由于生产经营需要，经与工会和劳动者协商后可以延长工作时间，一般每日不得超过一小时；因特殊原因需要延长工作时间的，在保障劳动者身体健康的条件下延长工作时间每日不得超过三小时，每月累计不得超过三十六小时。

4. 有下列情形之一的，延长工作时间不受限制：

（1）发生自然灾害、事故或者因其他原因，威胁劳动者生命健康和财产安全，需要紧急处理的。

（2）生产设备、交通运输线路、公共设施发生故障，影响生产和公众利益，必须及时抢修的。

（3）法律、行政法规规定的其他情形。

5. 用人单位不得违反本法规定延长劳动者的工作时间。

五、劳动者休息休假

1. 用人单位应当保证劳动者每周至少休息一日。

2. 企业因生产特点，经劳动行政部门批准，可以实行其他工作和休息办法。

3. 用人单位在下列节日期间应当依法安排劳动者休假：元旦、春节、国际劳动节、国庆节、法律法规规定的其他休假节日。

六、延长工作时间与工资报酬

有下列情形之一的，用人单位应当按照下列标准支付高于劳动者正常工作时间工资的工资报酬：

1. 安排劳动者延长工作时间的，支付不低于工资的百分之一百五十的工资报酬。

2. 休息日安排劳动者工作又不能安排补休的，支付不低于工资的百分之二百的工资报酬。

3. 法定休假日安排劳动者工作的，支付不低于工资的百分之三百的工资报酬。

4. 国家实行带薪年休假制度。劳动者连续工作一年以上的，享受带薪年休假。具体办法由国务院规定。

七、工资待遇

1. 工资分配应当遵循按劳分配原则，实行同工同酬。工资水平在经济发展的基础上逐步提高。国家对工资总量实行宏观调控。

2. 用人单位根据本单位的生产经营特点和经济效益，依法自主确定本单位的工资分配方式和工资水平。

3. 国家实行最低工资保障制度。最低工资的具体标准由省、自治区、直辖市人民政府规定，报国务院备案。用人单位支付劳动者的工资不得低于当地最低工资标准。

4. 工资应当以货币形式按月支付给劳动者本人。不得克扣或者无故拖欠劳动者的工资。

5. 劳动者在法定休假日和婚丧假期间以及依法参加社会活动期间，用人单位应当依法支付工资。

八、劳动安全与卫生

1. 用人单位必须建立、健全劳动安全卫生制度，严格执行国家劳动安全卫生规程和标准，对劳动者进行劳动安全卫生教育，防止劳动过程中的事故，减少职业危害。

2. 劳动安全卫生设施必须符合国家规定的标准。

3. 用人单位必须为劳动者提供符合国家规定的劳动安全卫生条件和必要的劳动防护用品，对从事有职业危害作业的劳动者应当定期进行健康检查。

4. 从事特种作业的劳动者必须经过专门培训并取得特种作业资格。

5. 劳动者在劳动过程中必须遵守安全操作规程。劳动者对用人单位管理人员违章指挥、强令冒险作业有权拒绝执行；对危害生命安全和身体健康的行为有权提出批评、检举和控告。

九、职业培训要求

1. 用人单位应当建立职业培训制度，按照国家规定提取和使用职业培训经费，根据本单位实际，有计划地对劳动者进行职业培训。从事技术工种的劳动者，上岗前必须经过培训。

2. 国家确定职业分类，对规定的职业制定职业技能标准，实行职业资格证书制度，由经过政府批准的考核鉴定机构负责对劳动者实施职业技能考核鉴定。

十、劳动者的社会保险和福利

1. 社会保险基金按照保险类型确定资金来源，逐步实行社会统筹。用人单位和劳动者必须依法参加社会保险，缴纳社会保险费。

2. 劳动者在下列情形下，依法享受社会保险待遇：退休，患病、负伤，因工伤残或者患职业病，失业，生育。

十一、劳动争议解决途径

1. 用人单位与劳动者发生劳动争议，当事人可以依法申请调解、仲裁、提起诉讼，也可以协商解决。

2. 劳动争议发生后，当事人可以向本单位劳动争议调解委员会申请调解；调解不成，当事人一方要求仲裁的，可以向劳动争议仲裁委员会申请仲裁。当事人一方也可以直接向劳动争议仲裁委员会申请仲裁。对仲裁裁决不服的，可以向人民法院提起诉讼。

3. 劳动争议仲裁委员会由劳动行政部门代表、同级工会代表、用人单位方面的代表组成。劳动争议仲裁委员会主任由劳动行政部门代表担任。

4. 提出仲裁要求的一方应当自劳动争议发生之日起六十日内向劳动争议仲裁委员会提出书面申请。仲裁裁决一般应在收到仲裁申请的六十日内作出。对仲裁裁决无异议的，当事人必须履行。

5. 劳动争议当事人对仲裁裁决不服的，可以自收到仲裁裁决书之日起十五日内向人民法院提起诉讼。一方当事人在法定期限内不起诉又不履行仲裁裁决的，另一方当事人可以申请人民法院强制执行。

6. 因签订集体合同发生争议，当事人协商解决不成的，当地人民政府劳动行政部门可以组织有关各方协调处理。因履行集体合同发生争议，当事人协商解决不成的，可以向劳动争议仲裁委员会申请仲裁；对仲裁裁决不服的，可以自收到仲裁裁决书之日起十五日内向人民法院提起诉讼。

十二、劳动监督检查

1. 县级以上各级人民政府劳动行政部门依法对用人单位遵守劳动法律法规的情况进行监督检查，对违反劳动法律法规的行为有权制止，并责令改正。

2. 县级以上各级人民政府劳动行政部门监督检查人员执行公务，有权进入用人单位了解执行劳动法律法规的情况，查阅必要的资料，并对劳动场所进行检查。

3. 县级以上各级人民政府劳动行政部门监督检查人员执

行公务时必须出示证件，秉公执法并遵守有关规定。

4. 各级工会依法维护劳动者的合法权益，对用人单位遵守劳动法律法规的情况进行监督。任何组织和个人对于违反劳动法律法规的行为有权检举和控告。

十三、用人单位的法律责任

1. 用人单位制定的劳动规章制度违反法律法规规定的，由劳动行政部门给予警告，责令改正；对劳动者造成损害的，应当承担赔偿责任。

2. 用人单位违反本法规定，延长劳动者工作时间的，由劳动行政部门给予警告，责令改正，并可以处以罚款。

3. 用人单位有下列侵害劳动者合法权益情形之一的，由劳动行政部门责令支付劳动者的工资报酬、经济补偿，并可以责令支付赔偿金：

（1）克扣或者无故拖欠劳动者工资的。

（2）拒不支付劳动者延长工作时间工资报酬的。

（3）低于当地最低工资标准支付劳动者工资的。

（4）解除劳动合同后，未依照本法规定给予劳动者经济补偿的。

十四、劳动保护

1. 用人单位非法招用未满十六周岁的未成年人，由劳动行政部门责令改正，处以罚款；情节严重的，由工商行政管理部门吊销营业执照。

2. 用人单位违反本法对女职工和未成年工的保护规定，侵害其合法权益的，由劳动行政部门责令改正，处以罚款；对女职工或者未成年工造成损害的，应当承担赔偿责任。

3. 用人单位有下列行为之一，由公安机关对责任人员处以十五日以下拘留、罚款或者警告；构成犯罪的，对责任人员依法追究刑事责任：

（1）以暴力、威胁或者非法限制人身自由的手段强迫劳动的。

(2) 侮辱、体罚、殴打、非法搜查和拘禁劳动者的。

十五、有关处罚

1. 由于用人单位的原因订立的无效合同,对劳动者造成损害的,应当承担赔偿责任。

2. 用人单位违反本法规定的条件解除劳动合同或者故意拖延不订立劳动合同的,由劳动行政部门责令改正;对劳动者造成损害的,应当承担赔偿责任。

3. 用人单位招用尚未解除劳动合同的劳动者,对原用人单位造成经济损失的,该用人单位应当依法承担连带赔偿责任。

4. 用人单位无故不缴纳社会保险费的,由劳动行政部门责令其限期缴纳,逾期不缴的,可以加收滞纳金。

5. 用人单位无理阻挠劳动行政部门、有关部门及其工作人员行使监督检查权,打击报复举报人员的,由劳动行政部门或者有关部门处以罚款;构成犯罪的,对责任人员依法追究刑事责任。

6. 劳动者违反本法规定的条件解除劳动合同或者违反劳动合同中约定的保密事项,对用人单位造成经济损失的,应当依法承担赔偿责任。

第二节 《中华人民共和国执业医师法》相关知识

一、适用对象

《中华人民共和国执业医师法》适用于依法取得执业医师资格或者执业助理医师资格,经注册在医疗、预防、保健机构中执业的专业医务人员。本法所称医师包括执业医师和执业助理医师。

二、参加医师资格考试的条件

国家实行医师资格考试制度。医师资格考试分为执业医师资格考试和执业助理医师资格考试两类。

1. 有下列条件之一的，可以参加执业医师资格考试：

（1）有高等学校医学专业本科以上学历，在执业医师指导下，在医疗、预防、保健机构中试用期满一年。

（2）取得执业助理医师执业证书后，具有高等学校医学专科学历，在医疗、预防、保健机构中工作满两年的；具有中等专业学校医学专业学历，在医疗、预防、保健机构中工作满五年。

2. 具备以下条件的，可参加执业助理医师资格考试：

具有高等学校医学专科学历或者中等专业学校医学专业学历，在执业医师指导下，在医疗、预防、保健机构中试用期满一年。

3. 以师承方式学习传统医学满三年或者经多年实践医术确有专长的，经县级以上人民政府卫生行政部门确定的传统医学专业组织或者医疗、预防、保健机构考核合格并推荐，可以参加执业医师资格或者执业助理医师资格考试。考试的内容和办法由国务院卫生行政部门另行制定。

三、医师执业注册的程序

医师资格考试成绩合格，取得执业医师资格或者执业助理医师资格。取得医师资格的，可以向所在地县级以上人民政府卫生行政部门申请注册。受理申请的卫生行政部门应当自收到申请之日起三十日内准予注册，并发给由国务院卫生行政部门统一印制的医师执业证书。

四、法律责任

1. 以不正当手段取得医师执业证书的法律责任

由发给证书的卫生行政部门予以吊销；对负有直接责任的主管人员和其他直接责任人员，依法给予行政处分。

2. 未经批准擅自开办医疗机构行医或者非医师行医的法律责任

由县级以上人民政府卫生行政部门予以取缔，没收其违法所得及其药品、器械，并处以十万元以下的罚款；对医师吊销其执业证书；给患者造成损害的，依法承担赔偿责任；构成犯罪的，依法追究刑事责任。

第三节 《中华人民共和国消费者权益保护法》相关知识

一、适用范围

消费者为生活消费需要购买、使用商品或者接受服务，其权益受本法保护；经营者为消费者提供其生产、销售的商品或者提供服务，应当遵守本法。

二、经营者与消费者进行交易应当遵循的原则

应当遵守自愿、平等、公平、诚实信用的原则。

三、消费者的权利

1. 人身、财产安全不受损害的权利。
2. 知悉其购买、使用的商品或者接受服务真实情况的权利。
3. 自主选择商品或者服务的权利。
4. 公平交易的权利。
5. 依法获得赔偿的权利。
6. 依法成立维护自身合法权益的社会团体的权利。
7. 获得有关消费和消费者权益保护方面的知识的权利。
8. 人格尊严、民族风俗习惯得到尊重的权利。
9. 对商品和服务以及保护消费者权益工作进行监督的权利。

四、经营者的义务

1. 应当依照《中华人民共和国产品质量法》和其他有关法律法规的规定履行义务。经营者和消费者有约定的，应当按照约定履行义务，但双方的约定不得违背法律法规的规定。

2. 听取消费者意见，接受消费者的监督。

3. 保证其提供的商品或者服务符合保障人身、财产安全的要求。对可能危及人身、财产安全的商品和服务，应当向消费者作出真实的说明和明确的警示，并说明或标明正确使用商品或者接受服务的方法以及防止危害发生的方法。经营者发现其提供的商品或者服务存在严重缺陷，即使正确使用商品或者接受服务仍然可能对人身、财产安全造成危害的，应当立即向有关行政部门报告和告知消费者，并采取防止危害发生的措施。

4. 经营者应当向消费者提供有关商品或者服务的真实信息，不得作引人误解的虚假宣传。经营者对消费者就其提供的商品或者服务的质量和使用方法等问题提出的询问，应当作出真实、明确的答复。商店提供商品应当明码标价。

5. 经营者应当标明其真实名称和标记。租赁他人柜台或者场地的经营者，应当标明其真实名称和标记。

6. 经营者提供商品或者服务，应当按照国家有关规定或者商业惯例向消费者出具购货凭证或者服务单据；消费者索要购货凭证或者服务单据的，经营者必须出具。

7. 保证在正常使用商品或者接受服务的情况下其提供的商品或者服务应当具有的质量、性能、用途和有效期限；但消费者在购买该商品或者接受该服务前已经知道其存在瑕疵的除外。经营者以广告、产品说明、实物样品或者其他方式表明商品或者服务的质量状况的，应当保证其提供的商品或者服务的实际质量与表明的质量状况相符。

8. 按照国家规定或者与消费者的约定，承担包修、包换、包退或者其他责任的，应当按照国家规定或者约定履行，不得故意拖延或者无理拒绝。

9. 不得以格式合同、通知、声明、店堂告示等方式作出对消费者不公平、不合理的规定，或者减轻、免除其损害消费者合法权益应当承担的民事责任。格式合同、通知、声明、店堂告示等含有上述内容的,其内容无效。

10. 不得对消费者进行侮辱、诽谤,不得搜查消费者的身体及其携带的物品,不得侵犯消费者的人身自由。

五、消费者和经营者发生消费者权益争议的解决途径

1. 与经营者协商和解。
2. 请求消费者协会调解。
3. 向有关行政部门申诉。
4. 根据与经营者达成的仲裁协议提请仲裁机构仲裁。
5. 向人民法院提起诉讼。

六、不同情况下的赔偿责任

1. 消费者在购买、使用商品时,其合法权益受到损害的,可以向销售者要求赔偿。

2. 销售者赔偿后,属于生产者的责任或者属于向销售者提供商品的其他销售者的责任的,销售者有权向生产者或者其他销售者追偿。

3. 消费者或者其他受害人因商品缺陷造成人身、财产损害的,可以向销售者要求赔偿,也可以向生产者要求赔偿。属于生产者责任的,销售者赔偿后,有权向生产者追偿。属于销售者责任的,生产者赔偿后,有权向销售者追偿。

4. 消费者在接受服务时,其合法权益受到损害的,可以向服务者要求赔偿。

5. 消费者在购买、使用商品或者接受服务时,其合法权益受到损害,因原企业分立、合并的,可以向变更后承受其权利、义务的企业要求赔偿。

6. 使用他人营业执照的违法经营者提供商品或者服务,损害消费者合法权益的,消费者可以向其要求赔偿,也可以向营业执照的持有人要求赔偿。

7. 消费者在展销会、租赁柜台购买商品或者接受服务,其合法权益受到损害的,可以向销售者或者服务者要求赔偿。

展销会结束或者柜台租赁期满后，也可以向展销会的举办者、柜台的出租者要求赔偿。展销会的举办者、柜台的出租者赔偿后，有权向销售者或者服务者追偿。

8. 消费者因经营者利用虚假广告提供商品或者服务，其合法权益受到损害的，可以向经营者要求赔偿。广告的经营者发布虚假广告的，消费者可以请求行政主管部门予以处惩。广告的经营者不能提供经营者的真实名称、地址的，应当承担赔偿责任。

七、经营者应当承担的民事责任

在下列情况下，经营者应当承担民事责任：

1. 商品存在缺陷的。
2. 不具备商品应当具备的使用性能而出售时未作说明的。
3. 不符合在商品或者其包装上注明采用的商品标准的。
4. 不符合商品说明、实物样品等方式表明的质量状况的。
5. 生产国家明令淘汰的商品或者销售失效、变质的商品的。
6. 销售的商品数量不足的。
7. 服务的内容和费用违反约定的。
8. 对消费者提出的修理、重作、更换、退货、补足商品数量、退还货款和服务费用或者赔偿损失的要求，故意拖延或者无理拒绝的。
9. 法律法规规定的其他损害消费者权益的情形。

八、造成消费者或其他受害者人身伤害的法律责任

造成消费者或其他受害者人身伤害，经营者应当支付医疗费、治疗期间的护理费、因误工减少的收入等费用；造成残疾的，还应当支付残疾者生活自助具费、生活补助费、残疾赔偿金以及由其扶养的人所必需的生活费等费用；造成消费者或者其他受害人死亡的，应当支付丧葬费、死亡赔偿金以及由死者生前扶养的人所必需的生活费等费用。构成犯罪的，依法追究刑事责任。

九、侵害消费者的人格尊严或者侵犯消费者人身自由的法律责任

应当停止侵害、恢复名誉、消除影响、赔礼道歉，并赔偿损失。

十、造成消费者财产损害的法律责任

应当按照消费者的要求，以修理、重作、更换、退货、补足商品数量、退还货款和服务费用或者赔偿损失等方式承担民事责任。消费者与经营者另有约定的，按照约定履行。

十一、工商行政机关可以实施的行政处罚

经营者有下列情形之一，《中华人民共和国产品质量法》和其他有关法律法规对处罚机关和处罚方式有规定的，依照法律法规的规定执行；法律法规未作规定的，由工商行政管理部门责令改正，可以根据情节单处或者并处警告、没收违法所得、处以违法所得一倍以上五倍以下的罚款，没有违法所得的，处以一万元以下的罚款；情节严重的，责令停业整顿、吊销营业执照：

1. 生产、销售的商品不符合保障人身、财产安全要求的。

2. 在商品中掺杂、掺假，以假充真，以次充好，或者以不合格商品冒充合格商品的。

3. 生产国家明令淘汰的商品或者销售失效、变质的商品的。

4. 伪造商品的产地，伪造或者冒用他人的厂名、厂址，伪造或者冒用认证标志、名优标志等质量标志的。

5. 销售的商品应当检验、检疫而未检验、检疫或者伪造检验、检疫结果的。

6. 对商品或者服务作引人误解的虚假宣传的。

7. 对消费者提出的修理、重作、更换、退货、补足商品数量、退还货款和服务费用或者赔偿损失的要求，故意拖延或者无理拒绝的。

8. 侵害消费者人格尊严或者侵犯消费者人身自由的。

9. 法律法规规定的对损害消费者权益应当予以处罚的其他情形。

第四节 中华人民共和国《公共场所卫生管理条例》相关知识

一、《公共场所卫生管理条例》的适用范围

1. 宾馆、饭馆、旅店、招待所、车马店、咖啡馆、酒吧、茶座。
2. 公共浴室、理发店、美容店。
3. 影剧院、录像厅（室）、游艺厅（室）、舞厅、音乐厅。
4. 体育场（馆）、游泳场（馆）、公园。
5. 展览馆、博物馆、美术馆、图书馆。
6. 商场（店）、书店。
7. 候诊室、候车（机、船）室、公共交通工具。

二、公共场所的国家卫生标准和要求的项目

有：空气、微小气候（湿度、温度、风速），水质，采光、照明，噪声，顾客用具和卫生设施。

三、公共场所卫生标准和要求的制定部门

公共场所的卫生标准和要求由卫生部负责制定。国家对公共场所以及新建、改建、扩建的公共场所的选址和设计实行"卫生许可证"制度。"卫生许可证"由县以上卫生行政部门签发。

四、公共场所的卫生管理

1. 公共场所的主管部门应当建立卫生管理制度，配备专职或者兼职卫生管理人员，对所属经营单位（包括个体经营者，下同）的卫生状况进行经常性检查，并提供必要的条件。

2. 经营单位应当负责所经营的公共场所的卫生管理，建立卫生责任制度，对本单位的从业人员进行卫生知识的培训和考核工作。

3. 公共场所直接为顾客服务的人员持有"健康合格证"方能从事本职工作。患有痢疾、伤寒、病毒性肝炎、活动期肺结核、化脓性或者渗出性皮肤病以及其他有碍公共卫生的疾病的，治愈前不得从事直接为顾客服务的工作。

4. 经营单位须取得"卫生许可证"后，方可向工商行政管理部门申请登记，办理营业执照。在《公共场所卫生管理条例》实施前（1987年4月1日前）已开业的，须经卫生防疫机构验收合格后，补发"卫生许可证"。"卫生许可证"两年复核一次。

5. 公共场所因不符合卫生标准和要求造成危害健康事故的，经营单位应妥善处理，并及时报告卫生防疫机构。

五、公共场所的卫生监督

1. 各级卫生防疫机构负责管辖范围内的公共场所卫生监督工作。

2. 卫生防疫机构根据需要设立公共场所卫生监督员，执行卫生防疫机构交给的任务。公共场所卫生监督员由同级人民政府发给证书。

3. 卫生防疫机构对公共场所的卫生监督职责：

（1）对公共场所进行卫生监测和卫生技术指导。

（2）监督从业人员健康检查，到有关部门对从业人员进行卫生知识的教育和培训。

（3）对新建、扩建、改建的公共场所的选址和设计进行卫生审查，并参加竣工验收。

4. 卫生监督员有权对公共场所进行现场检查，索取有关资料，经营单位不得拒绝或隐瞒。卫生监督员对所提供的技术资料有保密的责任。

5. 公共场所卫生监督员在执行任务时，应佩戴证章、出示证件。

六、公共场所卫生管理的有关处罚

1. 凡有下列行为之一的单位或者个人，卫生防疫机构根据情节轻重，给予警告、罚款、停业整顿、吊销"卫生许可证"的行政处罚：

（1）卫生质量不符合国家卫生标准和要求而继续营业的。

（2）未获得"健康合格证"就从事直接为顾客服务的。

（3）拒绝卫生监督的。

（4）未取得"卫生许可证"擅自营业的。

罚款一律上交国库。

2. 违反本条例的规定造成严重危害公民健康的事故或中毒事故的单位或者个人，应当对受害人赔偿损失。

3. 违反《公共场所卫生管理条例》致人残疾或者死亡，构成犯罪的，应由司法机关依法追究直接责任人员的刑事责任。

4. 对罚款、停业整顿及吊销"卫生许可证"的行政处罚不服的，在接到处罚通知之日起十五天内，可以向当地人民法院起诉，但对公共场所卫生质量控制的决定应立即执行。对处罚的决定不履行又逾期不起诉的，由卫生防疫机构向人民法院申请强制执行。

【本章习题】

1. 劳动者的权利和义务是什么？
2. 劳动合同的内容与签订注意事项是什么？
3. 《中华人民共和国消费者权益保护法》的适用范围有哪些？
4. 经营者的义务是什么？
5. 中华人民共和国《公共场所卫生管理条例》适用于哪些公共场所？
6. 公共场所的哪些项目应符合国家卫生标准和要求？
7. 《中华人民共和国执业医师法》的适用对象有哪些？